中医师承学堂
一所没有围墙的大学
同有三和书系

黄帝内针

用针指南

同有三和 编

全国百佳图书出版单位
中国中医药出版社
·北京·

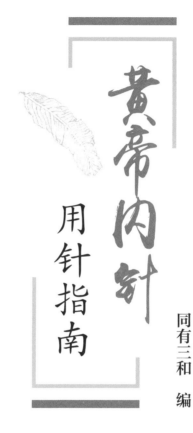

图书在版编目（CIP）数据

黄帝内针用针指南 / 同有三和编 . —北京：中国中医药出版社，2021.12（2025.5 重印）

ISBN 978-7-5132-7044-1

Ⅰ . ①黄… Ⅱ . ①同… Ⅲ . ①《内经》—针灸疗法—指南 Ⅳ . ① R221-62 ② R245-62

中国版本图书馆 CIP 数据核字（2021）第 126443 号

中国中医药出版社出版

北京经济技术开发区科创十三街 31 号院二区 8 号楼

邮政编码　100176

传真　010-64405721

河北品睿印刷有限公司印刷

各地新华书店经销

开本 710×1000　1/16　印张 10　字数 158 千字

2021 年 12 月第 1 版　2025 年 5 月第 5 次印刷

书号　ISBN 978－7－5132－7044－1

定价　68.00 元

网址　www.cptcm.com

服务热线　010-64405510

购书热线　010-89535836

维权打假　010-64405753

微信服务号　zgzyycbs

微商城网址　https://kdt.im/LIdUGr

官方微博　http://e.weibo.com/cptcm

天猫旗舰店网址　https://zgzyycbs.tmall.com

如有印装质量问题请与本社出版部联系（010-64405510）

前言

《黄帝内针——和平的使者》（以下简称《黄帝内针》）一书由黄帝内针传人杨真海师父传讲，《思考中医》作者、黄帝内针传承弟子刘力红老师整理。《黄帝内针》出版以来深受广大读者喜爱。目前黄帝内针已经以专项课程、专题分享、读书会等多种形式进入部分中医院校，让更多人得以逐渐深入学习和了解这一珍贵法脉。不少内针学人更是自发组织《黄帝内针》读书会，将自身践行感受通过读书会，分享给身边的亲友，让更多人了解和学习内针。

药王孙思邈在《千金要方》序中讲道："余缅寻圣人设教，欲使家家自学，人人自晓。君亲有疾不能疗之者，非忠孝也。"医自古以来就由读书人担当，为通业而非职业。作为读书人，必须担负起这一责任，"上以疗君亲之疾，下以救贫贱之厄，中以保身长全，以养其生"。现在"健康中国"战略规划已将健康上升为国家战略。而健康中国需要还医于民，需要全民皆医，每个人都应该认识到健康的责任人是自己。应师之本愿，广传内针，希望内针走进千家万户，真正能够做到"家家自学，人人自晓"。

许多朋友对学习内针兴致勃勃，但又担心无经络穴位基础。《灵枢·九针十二原》谈到针刺的特点：一是"易用难忘"；二是"犹拔刺也，犹雪污也，犹解结也，犹决闭也"。经络穴位不应成为大众对内针，乃至对中医望而却步的门槛。为了让《黄帝内针》读者、学人能够通过经络穴位明晰内针法理规范，并于实践中印证内针立竿见影、拔刺雪污之效，方才有了这本《黄帝内针用针指南》。正如《黄帝内针》序言中所说："黄帝内针既至简至深，亦至秘，师将此至简至深至秘之法公之于众，本愿乃为天下更多的人知医，天下更广的众少病。"几位有幸参与本书编写工作的内针学人虽学识有限，但深感恩师广传内针法脉以济大众之宏愿珍贵难遇，亦于学习行持内针过程中，身心皆受益良多，却也当仁不让。时间仓促，难免有所不足，欢迎广大读者、学人提出宝贵意见，以便今后完善修改。

感恩杨真海师父广传黄帝内针如此珍贵之法脉，感恩刘力红老师整理《黄帝内针》这部稀有著述，感恩广大内针学人相互鼓励与帮助。当病痛消失在萌芽，急病、重病便失去了源头。愿黄帝内针进入更多的家庭，人人知医，天下少病。将来的某一天我们不只是在史书、医书中怀念和想象，在现实当中针道也将恢复往日的隆盛。

是为记。

同有三和

2021 年 11 月

本书应配合《黄帝内针》一书使用，请根据《黄帝内针》理法规范进行操作。

目录

一、总则

总则一：上病下治，下病上治。

总则二：左病右治，右病左治。

总则三：同气相求。

总则四：阴阳倒换求。

——《黄帝内针》

二、三焦同气

1. 三焦于躯干的定位

（1）上焦定位：前为鸠尾穴、后为至阳穴以上的区域为上焦。

（2）中焦定位：前为鸠尾穴至神阙穴、后为至阳穴至命门穴之间的区域为中焦。

（3）下焦定位：前为神阙穴、后为命门穴以下的区域为下焦。

——《黄帝内针》

所谓三焦，即上焦应天，中焦应人，下焦应地。上中下，天地人，在人体有相应的各属区域，大致而言，上焦是心窝鸠尾以上的区域；中焦是鸠尾至肚脐神阙的区域；下焦是神阙以下的区域。黄帝内针的定位原则，很重要的就是来自三才，来自三焦。所以，我们首先要从区位上来认识三焦的意义。当然，这只是一个大致的区分，而实际的情况是三才一体分之不可分，合又不胜合。总是你中有我，我中有你。比如作为天部的上焦区域，这个区域有没有三才？这个区域能不能分上中下呢？一样能分！针法的灵活，针法的造诣，针法的千变万化，往往就从这些里面体现。如果单从技法的层面，三才三焦是黄帝内针的重中之重，需要特别留意。

——《黄帝内针》

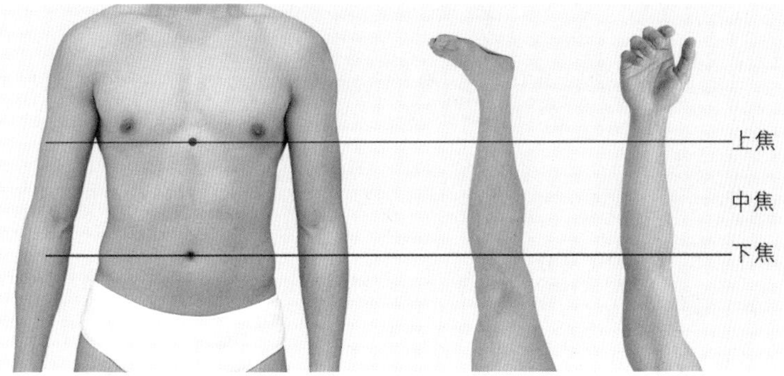

图 2-1　人体三焦定位

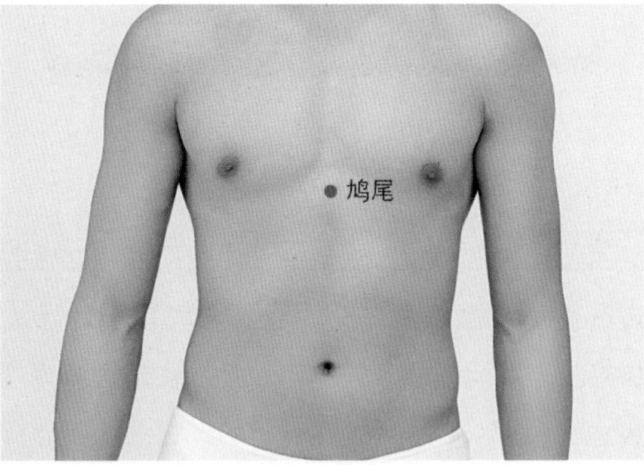

图 2-2　鸠尾

【穴位名称】鸠尾 Jiūwěi

【所属经络】任脉

【所属三才】上焦

【位　　置】在上腹部，前正中线上，当胸剑结合部下 1 寸（图 2–2）。

【简易取法】如图所示，前正中线上，从胸剑联合中点直下 1 寸，即为此穴。

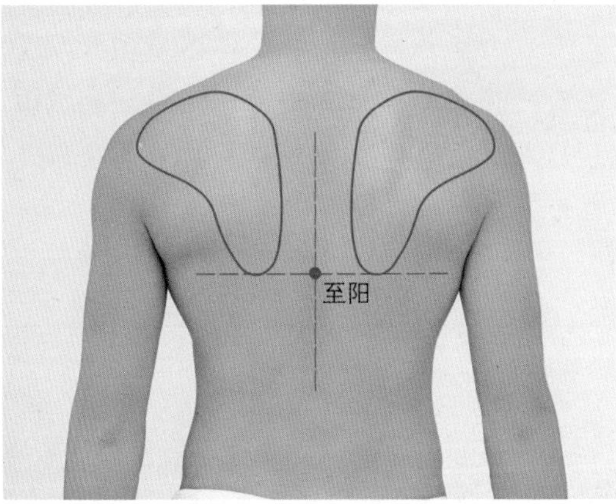

图 2-3　至阳

【穴位名称】至阳 Zhìyáng

【所属经络】督脉

【所属三才】上焦

【位　　置】在背部，当后正中线，第 7 胸椎棘突下凹陷处（图 2–3）。

【简易取法】如图所示，两侧肩胛下角连线与后正中线相交处所在椎体为第7胸椎，该椎体棘突下凹陷处，即为此穴。

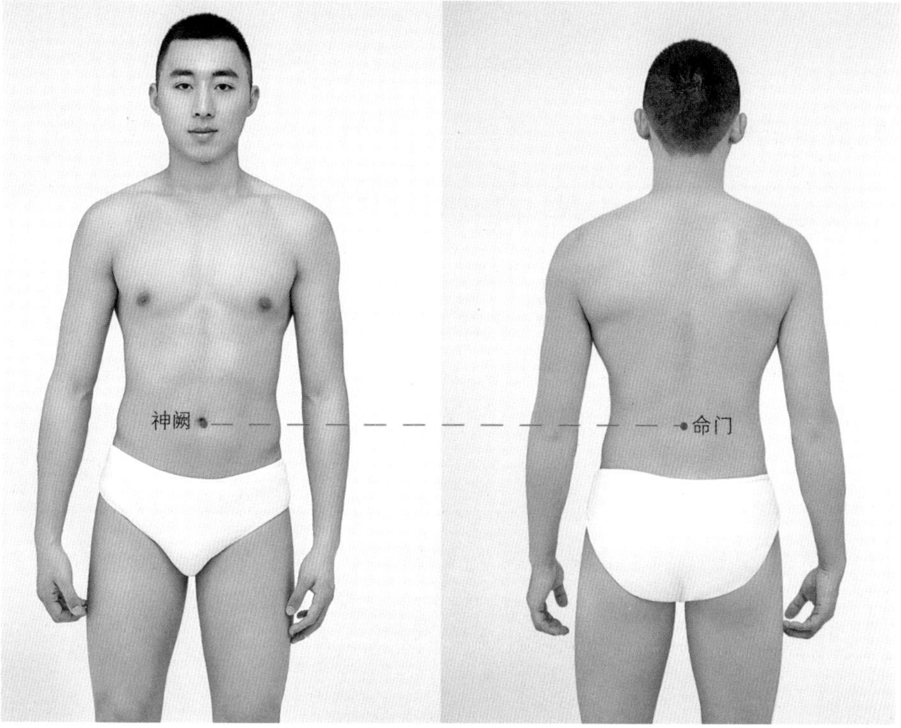

图2-4 神阙、命门

【穴位名称】神阙 Shénquè

【所属经络】任脉

【所属三才】中焦

【位　　置】在腹中部，脐中央（图2–4）。

【简易取法】如图所示，肚脐中央，即为此穴。

【穴位名称】命门 Mìngmén

【所属经络】督脉

【所属三才】中焦

【位　　置】在腰部，当后正中线上，第2腰椎棘突下凹陷处（图2–4）。

【简易取法】如图所示，肚脐正对后背即为此穴。

2. 五总穴

● 肚腹三里留

三里主要指足三里，位于膝关节附近，具体定位在外膝眼直下三寸处。从上述同气法则我们知道，不但以肚为中心的腹部属于中焦，以肘膝为中心的区域亦属中焦。因此，足三里自然就在中焦的范围之内，与肚腹属于同气，同气相求，有求必应！这即是肚腹的病证寻求足三里解决的所以然。

——《黄帝内针》

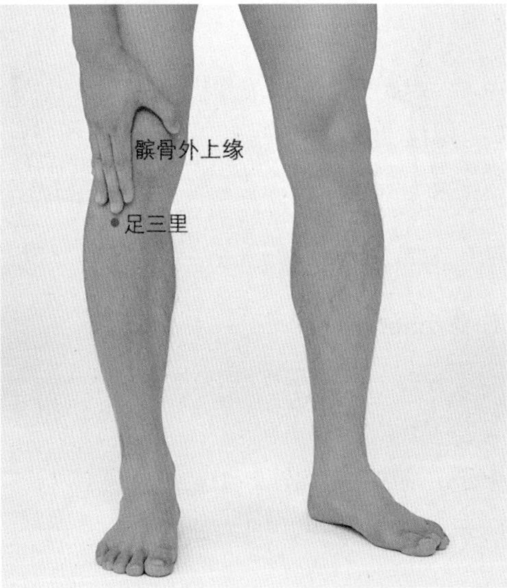

图 2-5　足三里

【穴位名称】足三里 Zúsānlǐ

【所属经络】足阳明胃经

【所属三才】中焦

【位　　置】小腿前外侧，犊鼻下 3 寸，距胫骨前缘旁开 1 横指（图 2–5）。

【简易取法】如图所示，手张开虎口围住髌骨上外缘，余四指向下，中指尖所指处，即为此穴。

腰背委中求

腰背的区域大致属于中焦的范围，而背部循行的经络除督脉居于正中，两侧循行的主要是足太阳膀胱经。委中位于膝后腘窝，足太阳合穴，正与腰背太阳同气，同气相求，所以有应。腰背的病证针刺委中之所以应验，是因为同气相求。

——《黄帝内针》

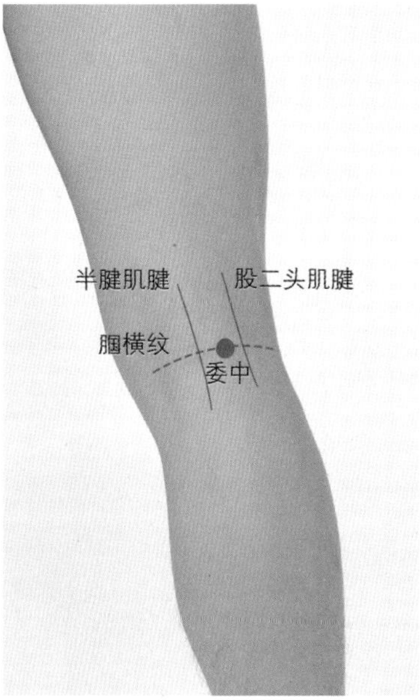

图 2-6　委中

【穴位名称】委中 Wěizhōng

【所属经络】足太阳膀胱经

【所属三才】中焦

【位　　置】腘横纹中点，股二头肌肌腱与半腱肌肌腱的中间（图 2-6）。

【简易取法】如图所示，腘窝横纹中点处，即为此穴。

头项寻列缺

列缺是手太阴肺的络穴，也是任脉交会穴。本来按内针的原则，列缺相当于颈部的同气，所以对于颈部的一些问题，如常见的咽喉毛病，针列缺往往手到擒来……而对于头项的毛病能不能解决呢？一样可以解决！头项的问题，多与阳经有关，因为直接到头部的经脉只有阳经（当然，足厥阴肝经的支脉，也到头顶部），而督脉除了直上头顶，还总督诸阳，所以抓住督脉也就意味着抓住了诸阳。现在阳病了，怎么办呢？阳病治阴！而与督阳相对的，正是任阴，头项寻列缺，也就在情理之中了。

——《黄帝内针》

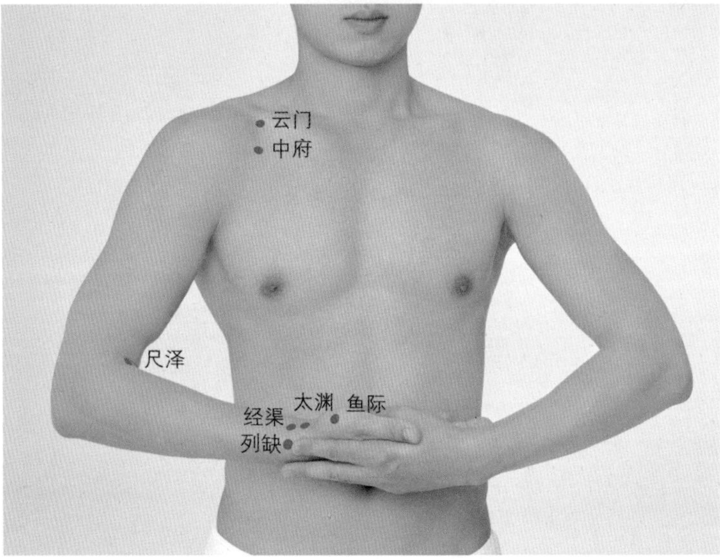

图 2-7　列缺

【穴位名称】列缺 Lièquē

【所属经络】手太阴肺经

【所属三才】上焦

【位　　置】在前臂桡侧缘，桡骨茎突上方，腕横纹上 1.5 寸，当肱桡肌与拇长伸肌腱之间（图 2–7）。

【简易取法】如图所示，两手虎口相交，一手食指在另一手桡骨茎突上，食指尖端凹陷处，即为此穴。

面口合谷收

合谷是手阳明的原穴，位于手背拇食指之间的虎口。面口皆属阳明地界，上焦范围，与合谷不仅同位同气，而且同经同气，如此相求焉能不应？！

——《黄帝内针》

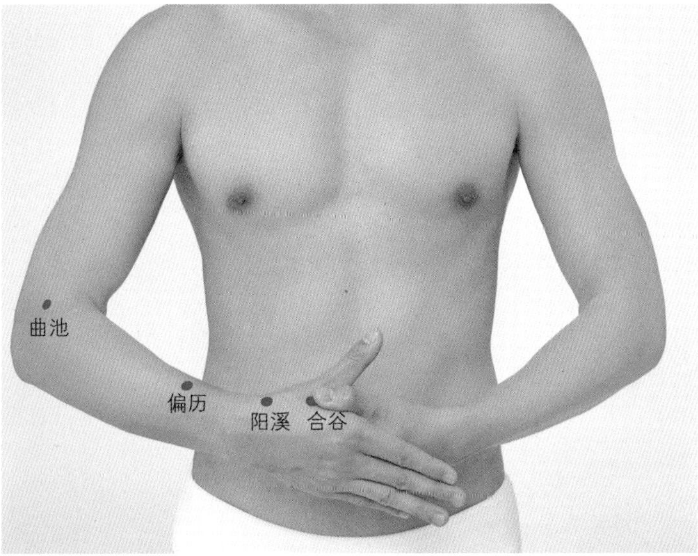

图 2-8　合谷

【穴位名称】合谷 Hégǔ

【所属经络】手阳明大肠经

【所属三才】上焦

【位　　置】手背第 1、2 掌骨间，当第 2 掌骨桡侧的中点处（图 2-8）。

【简易取法】如图所示，第 2 掌骨靠近大拇指一侧中点，即为此穴。

● 心胸内关谋

内关是手厥阴的络穴，也是阴维脉的交会穴，位于前臂阴面（掌侧）正中，距腕横纹2寸……心胸此刻属上焦，与内关不论从区位还是经络，皆为同气，同气相求，能无应乎？！

——《黄帝内针》

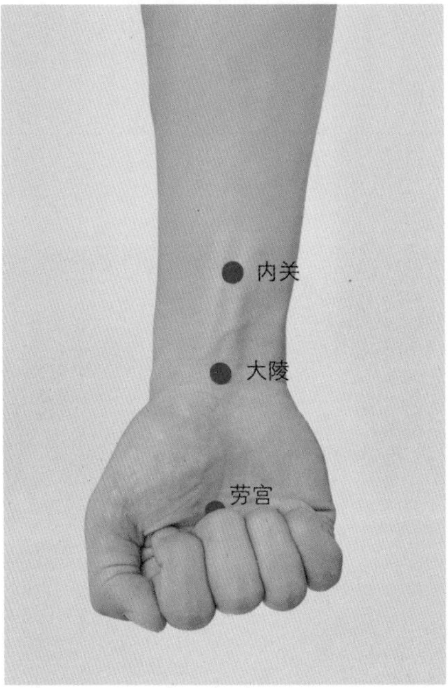

图2-9　内关

【穴位名称】内关 Nèiguān

【所属经络】手厥阴心包经

【所属三才】上焦

【位　　置】在前臂掌侧，当曲泽与大陵的连线上，腕横纹上2寸，掌长肌腱与桡侧腕屈肌腱之间（图2–9）。

【简易取法】如图所示，手掌横纹上三指，两条筋之间，即为此穴。

三、经络同气

1. 手足三阳经（同气）

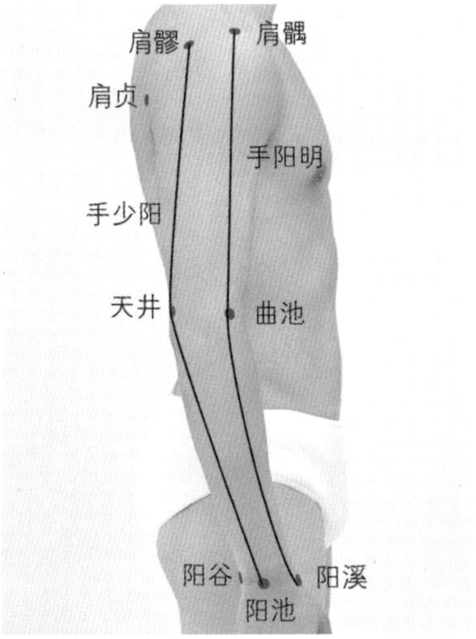

图 3-1-1　手少阳、手阳明经上肢循行

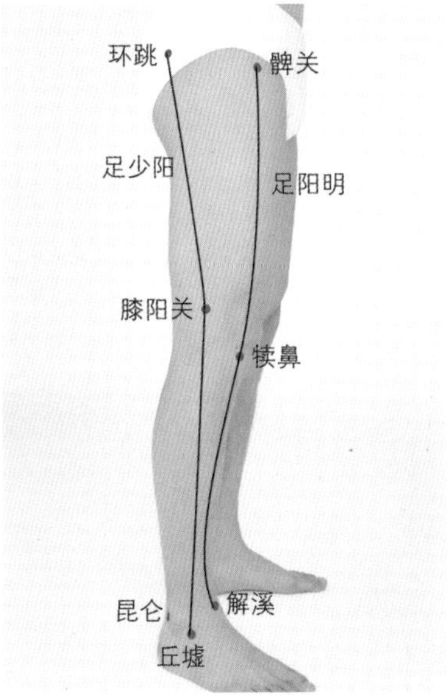

图 3-1-2　足少阳、足阳明经下肢循行

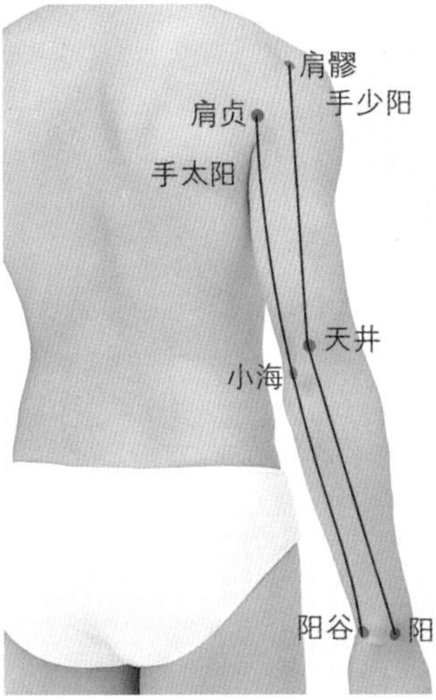

图 3-1-3　手太阳、手少阳经上肢循行

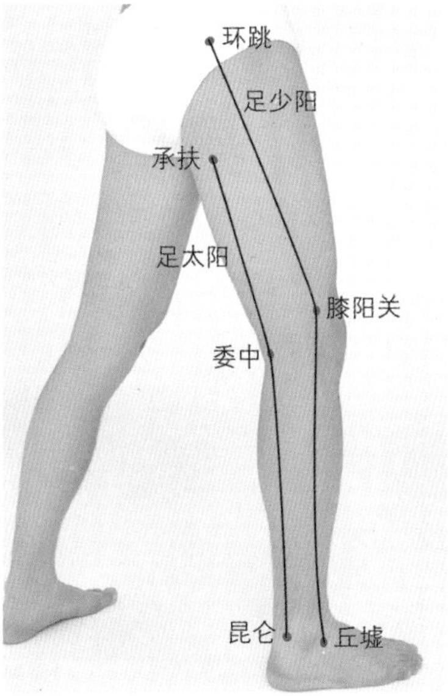

图 3-1-4　足太阳、足少阳经下肢循行

（1）手足太阳经

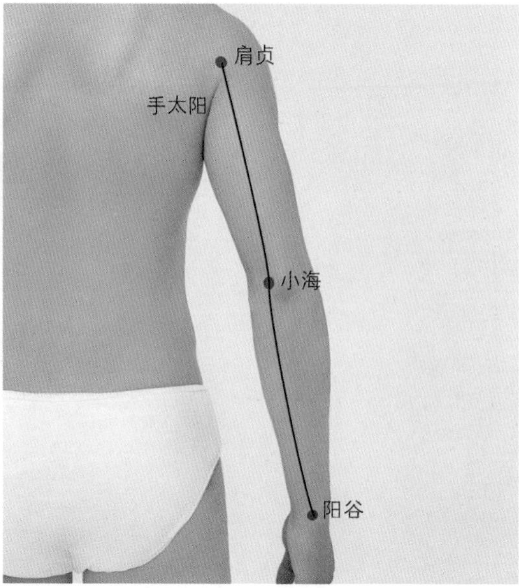

图 3-1-5　手太阳经上肢循行

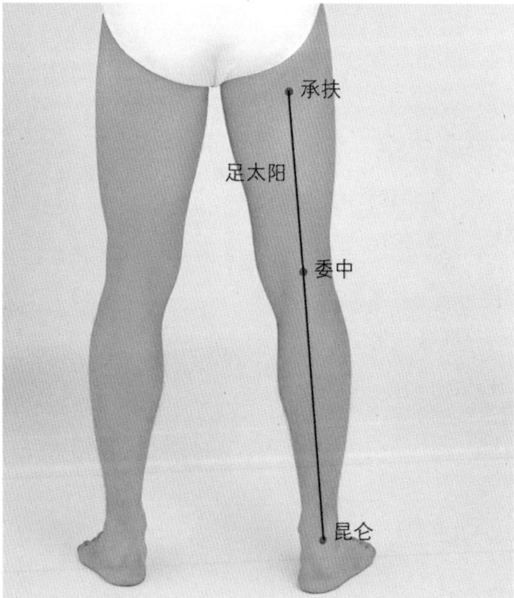

图 3-1-6　足太阳经下肢循行

<table>
<tr><th>手太阳</th><th>足太阳</th></tr>
<tr><td>
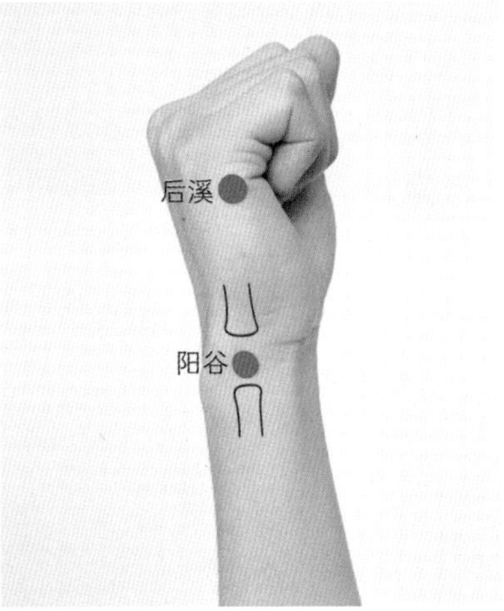

图 3-1-7　阳谷
</td><td>
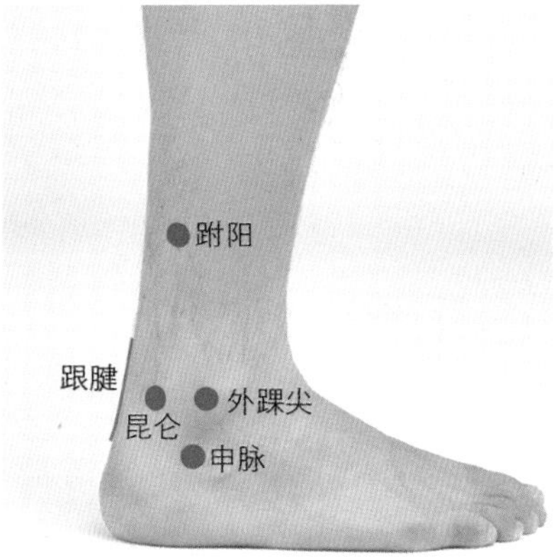

图 3-1-8　昆仑
</td></tr>
<tr><td>【穴位名称】阳谷 Yánggǔ
【所属经络】手太阳小肠经
【位　　置】腕背横纹尺侧端，当尺骨茎突与三角骨之间的凹陷中（图 3–1–7）。
【简易取法】如图所示，手腕前后两骨头之间凹陷，即为此穴。</td><td>【穴位名称】昆仑 Kūnlún
【所属经络】足太阳膀胱经
【位　　置】足外踝后方，外踝尖与跟腱之间的凹陷中（图 3–1–8）。
【简易取法】如图所示，外踝尖与跟腱之间凹陷处，即为此穴。</td></tr>
</table>

<table>
<tr><th>手太阳</th><th>足太阳</th></tr>
<tr><td>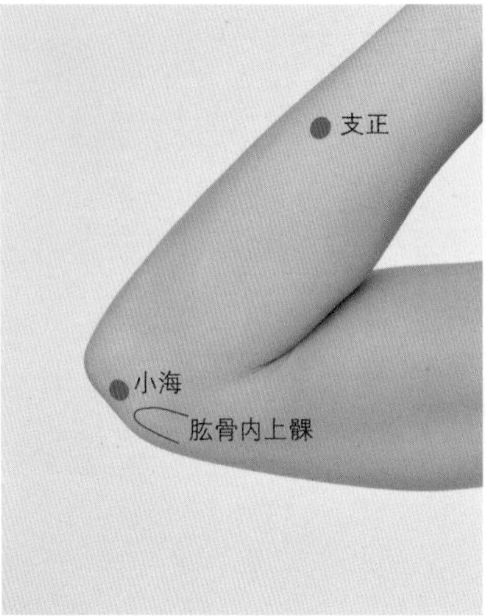
图 3-1-9 小海

【穴位名称】小海 Xiǎohǎi
【所属经络】手太阳小肠经
【位　　置】微屈肘，在肘内侧，当尺骨鹰嘴与肱骨内上髁之间凹陷处（图 3-1-9）。
【简易取法】如图所示，手肘内侧两骨头之间凹陷处，即为此穴。</td><td>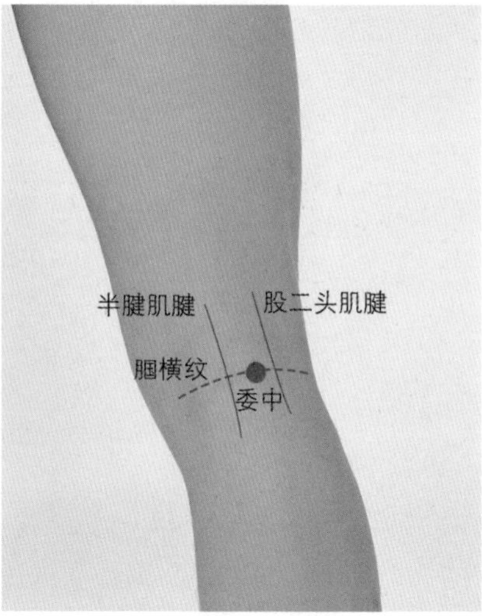
图 3-1-10 委中

【穴位名称】委中 Wěizhōng
【所属经络】足太阳膀胱经
【位　　置】腘横纹中点，股二头肌肌腱与半肌腱的中间（图 3-1-10）。
【简易取法】如图所示，腘窝横纹中点处，即为此穴。</td></tr>
</table>

手太阳	足太阳
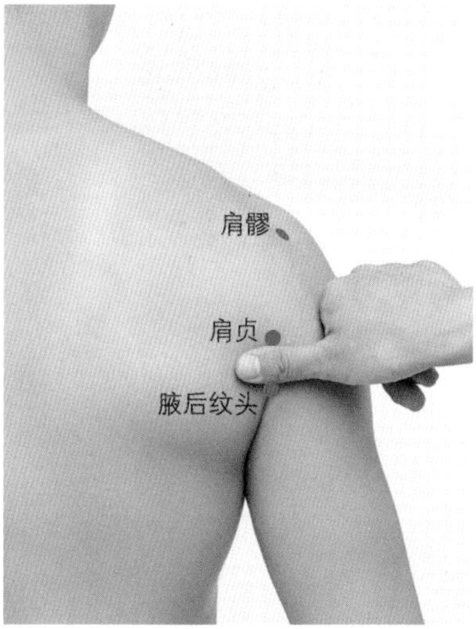	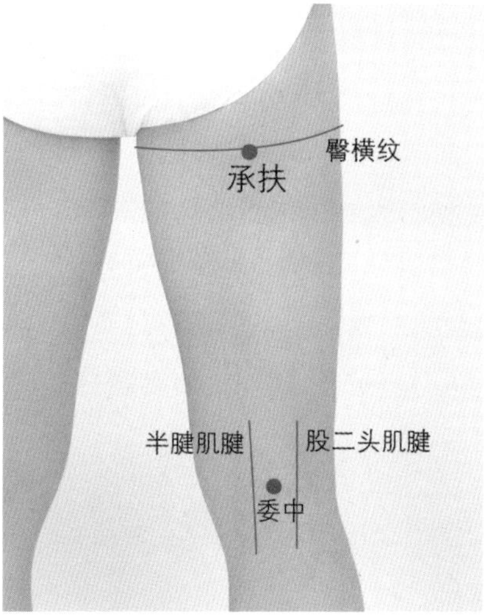
图 3-1-11　肩贞	图 3-1-12　承扶
【穴位名称】肩贞 Jiānzhēn	【穴位名称】承扶 Chéngfú
【所属经络】手太阳小肠经	【所属经络】足太阳膀胱经
【位　　置】在肩关节后下方，臂内收时，腋后纹头直上 1 寸（图 3–1–11）。	【位　　置】在大腿后面，臀下横纹的中点（图 3–1–12）。
【简易取法】如图所示，腋后纹头向上一横指，即为此穴。	【简易取法】如图所示，臀下横纹正中点，即为此穴。

手太阳

【穴位名称】后溪 Hòuxī

【所属经络】手太阳小肠经

【位　　置】在手掌尺侧，微握拳，当小指本节后的远侧掌横纹赤白肉际处（图 3-1-13）。

【简易取法】如图所示，握拳皮肤褶皱突起尖端，即为此穴。

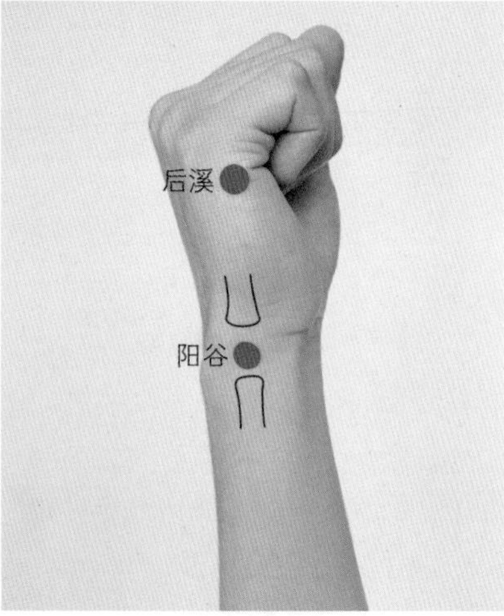

图 3-1-13　后溪

【穴位名称】支正 Zhīzhèng

【所属经络】手太阳小肠经

【位　　置】前臂背面尺侧，阳谷与小海的连线处，腕背横纹上 5 寸（图 3-1-14）。

【简易取法】如图所示，阳谷与小海连线的中点，再往手腕方向一横指处，即为此穴。

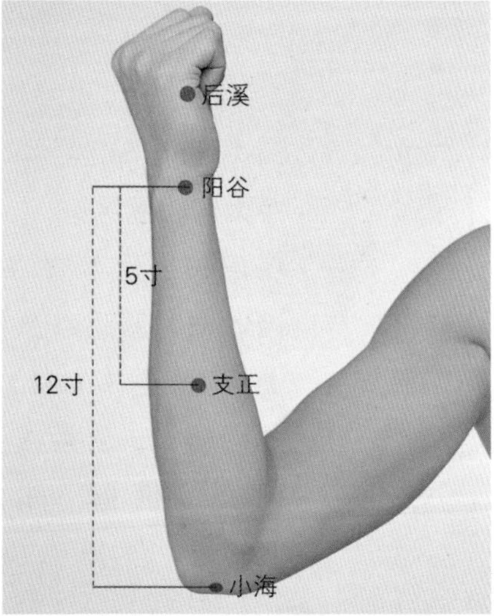

图 3-1-14　支正

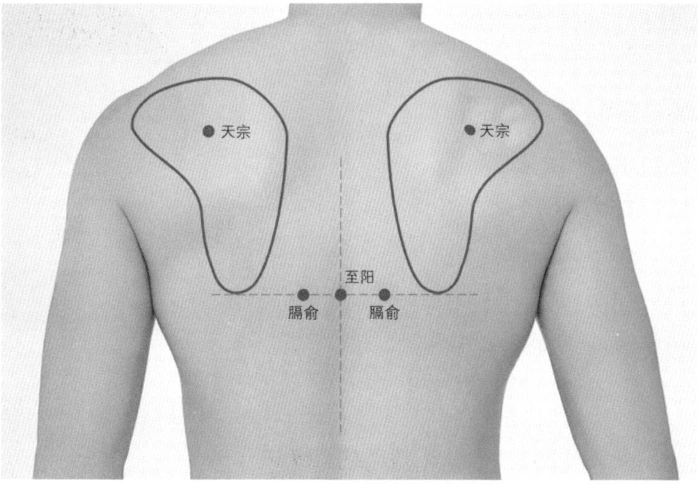

图 3-1-15　天宗

【穴位名称】天宗 Tiānzōng

【所属经络】手太阳小肠经

【位　　置】在肩胛部，当冈下窝中央凹陷处，与第 4 胸椎相平（图 3-1-15）。

【简易取法】如图所示，肩胛冈下缘中点与肩胛下角连线上 1/3 处，即为此穴。

【穴位名称】颧髎 Quánliáo

【所属经络】手太阳小肠经

【位　　置】颧骨下缘，目外眦直下凹陷处（图 3-1-16）。

【简易取法】如图所示，外眼角直下凹陷处，即为此穴。

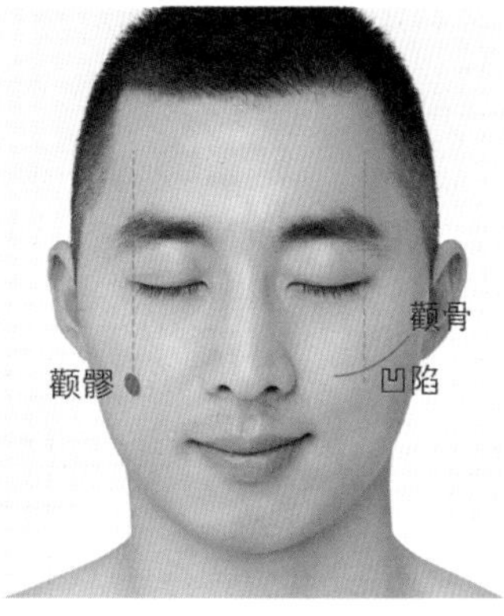

图 3-1-16　颧髎

● 足太阳

【穴位名称】睛明 Jīngmíng

【所属经络】足太阳膀胱经

【位　　置】目内眦上方，眶内侧壁凹陷中（图 3–1–17）。

【简易取法】如图所示，内侧眼角稍上凹陷处，即为此穴。

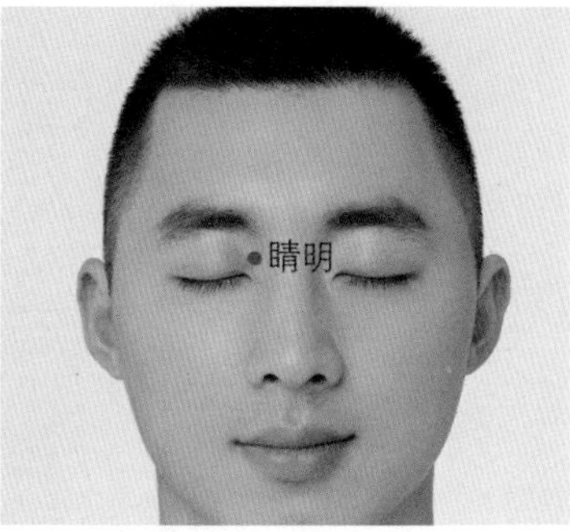

图 3-1-17　睛明

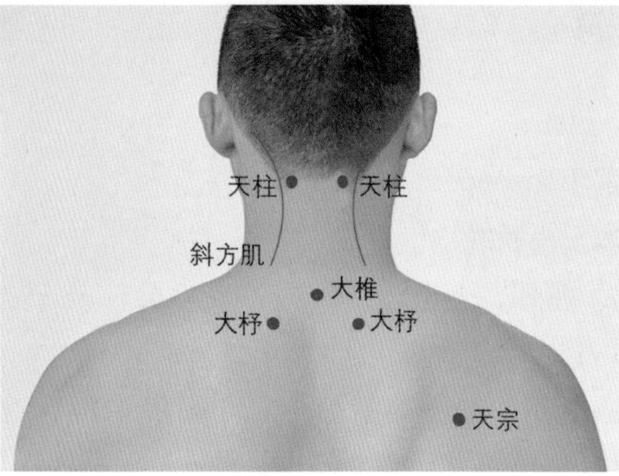

图 3-1-18　天柱、大杼

【穴位名称】天柱 Tiānzhù

【所属经络】足太阳膀胱经

【位　　置】颈部大筋（斜方肌）外缘之后发际凹陷中，约当后发际正中旁开 1.3 寸（图 3–1–18）。

【简易取法】如图所示，头后两条大筋外侧缘与后发际缘可触及一凹陷，即为此穴。

【穴位名称】大杼 Dàzhù

【所属经络】足太阳膀胱经

【位　　置】背部第 1 胸椎棘突下，后正中线旁开 1.5 寸（图 3–1–18）。

【简易取法】低头后正中线上凸起高骨往下第二个凹陷处，旁开 2 横指，即为此穴。

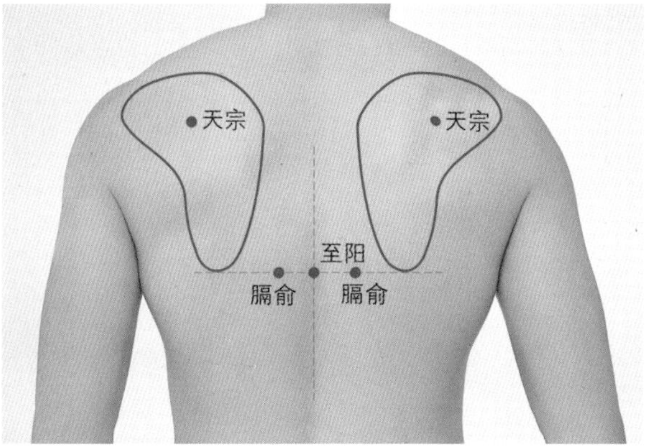

图 3-1-19　膈俞

【穴位名称】膈俞 Géshū

【所属经络】足太阳膀胱经

【位　　置】背部第 7 胸椎棘突下，后正中线旁开 1.5 寸（图 3–1–19）。

【简易取法】如图所示，两侧肩胛下角连线与后正中线相交凹陷处，旁开 2 横指，即为此穴。

【穴位名称】跗阳 Fūyáng

【所属经络】足太阳膀胱经

【位　　置】外踝后，昆仑穴直上 3 寸，腓骨与跟腱之间（图 3–1–20）。

【简易取法】如图所示，昆仑穴直上 3 寸，即为此穴。

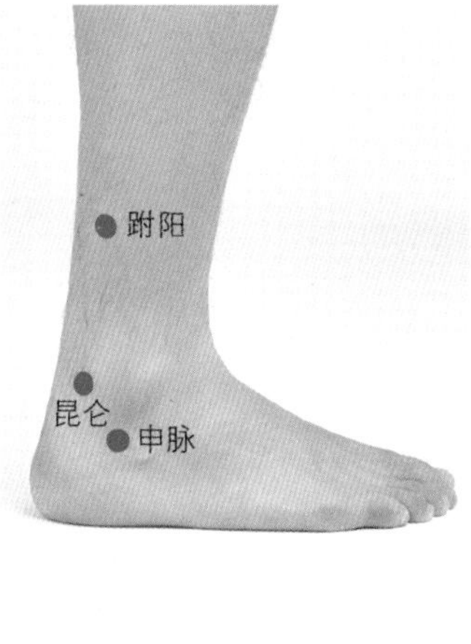

图 3-1-20　跗阳、申脉

【穴位名称】申脉 Shēnmài

【所属经络】足太阳膀胱经

【位　　置】在足外侧部，外踝直下方凹陷中（图 3–1–20）。

【简易取法】如图所示，外踝尖垂直向下可触及一凹陷，即为此穴。

(2)手足阳明经

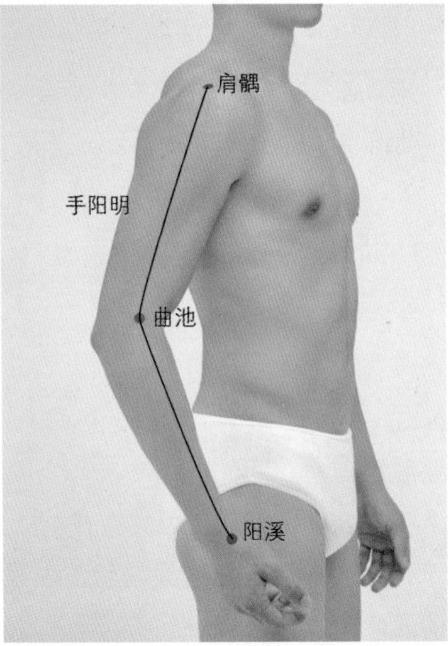

图 3-1-21　手阳明经上肢循行

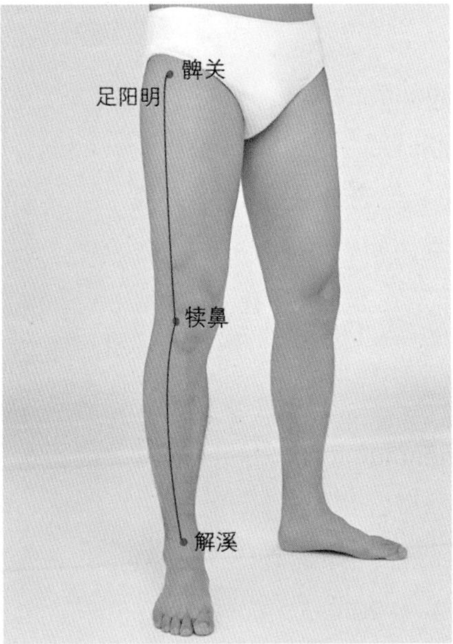

图 3-1-22　足阳明经下肢循行

手阳明	足阳明
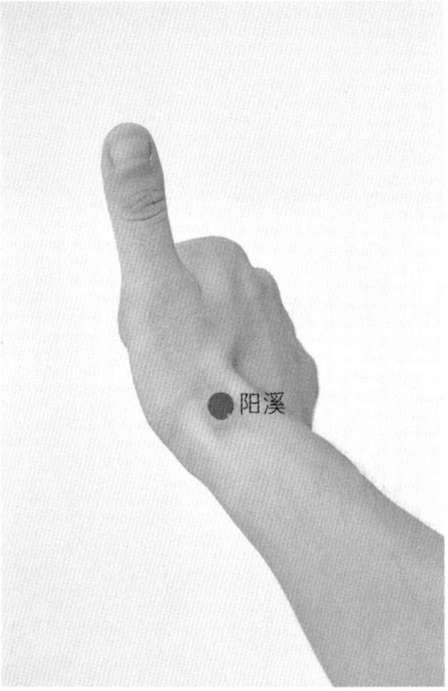图 3-1-23 阳溪	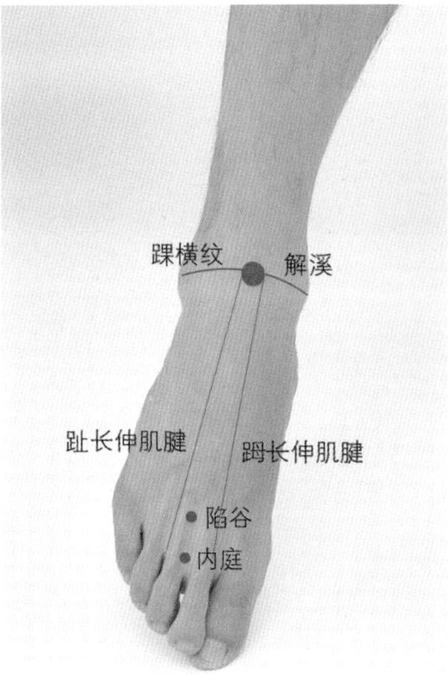图 3-1-24 解溪
【穴位名称】阳溪 Yángxī 【所属经络】手阳明大肠经 【位　　置】腕背横纹桡侧，手拇指向上翘起时，拇短伸肌腱与拇长伸肌腱之间的凹陷中（图 3–1–23）。 【简易取法】如图所示，拇指翘起两筋之间所形成的凹陷，即为此穴。	【穴位名称】解溪 Jiěxī 【所属经络】足阳明胃经 【位　　置】足背与小腿交界处的横纹中央，踇长伸肌腱与趾长伸肌腱之间凹陷中（图 3–1–24）。 【简易取法】如图所示，踝横纹正中两筋之间凹陷处，即为此穴。

手阳明	足阳明
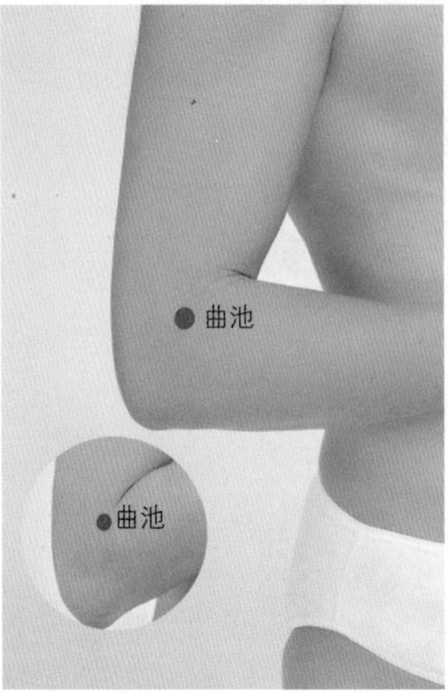 图 3-1-25　曲池 【穴位名称】曲池 Qūchí 【所属经络】手阳明大肠经 【位　　置】肘横纹外侧端，屈肘，当尺泽穴与肱骨外上髁连线中点（图 3–1–25）。 【简易取法】如图所示，屈肘，肘横纹头处，即为此穴。	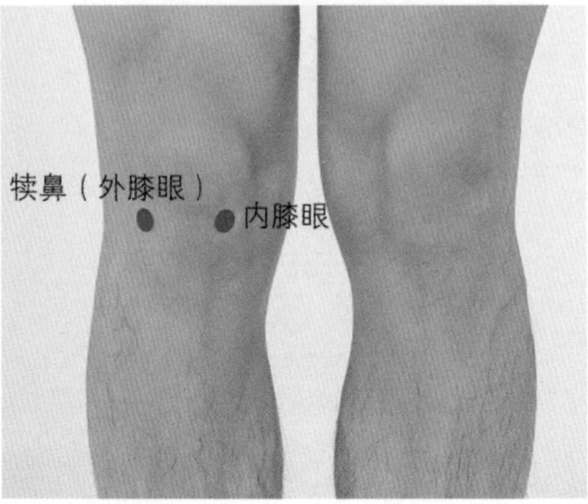 图 3-1-26　犊鼻（外膝眼） 【穴位名称】犊鼻（外膝眼）Dúbí 【所属经络】足阳明胃经 【位　　置】屈膝，在髌骨下缘，髌韧带外侧凹陷处（图 3–1–26）。 【简易取法】正坐膝盖下外侧凹陷处，即为此穴。

<table>
<tr><th>手阳明</th><th>足阳明</th></tr>
<tr><td>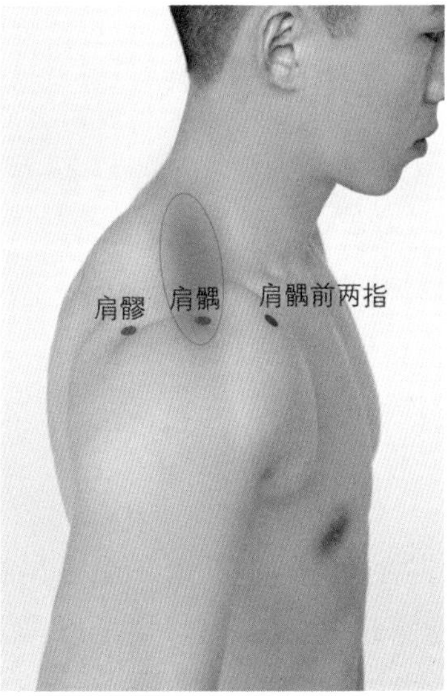

图 3-1-27　肩髃

【穴位名称】肩髃 Jiānyú
【所属经络】手阳明大肠经
【位　　置】在肩部三角肌上，臂外展或向前平伸时，当肩峰前下方凹陷处（图 3–1–27）。
【简易取法】如图所示，上臂外展出现凹陷处，即为此穴。</td><td>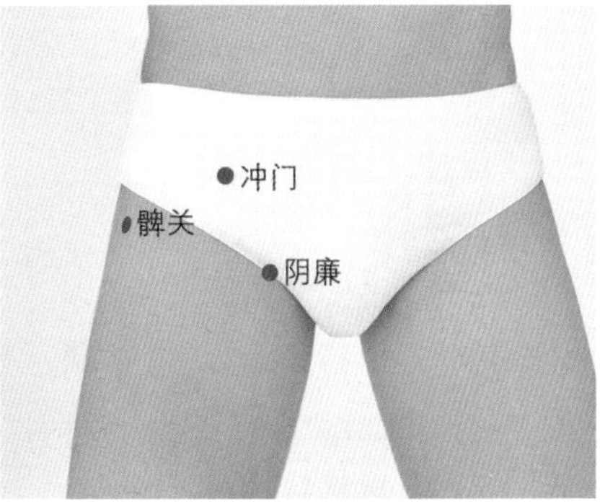

图 3-1-28　髀关

【穴位名称】髀关 Bìguān
【所属经络】足阳明胃经
【位　　置】在大腿前面，髂前上棘与髌底外侧端的连线上，屈股时，平会阴，居缝匠肌外侧凹陷处（图 3–1–28）。
【简易取法】屈股时和会阴相平的连线上可触及一凹陷，即为此穴。</td></tr>
</table>

● 手阳明

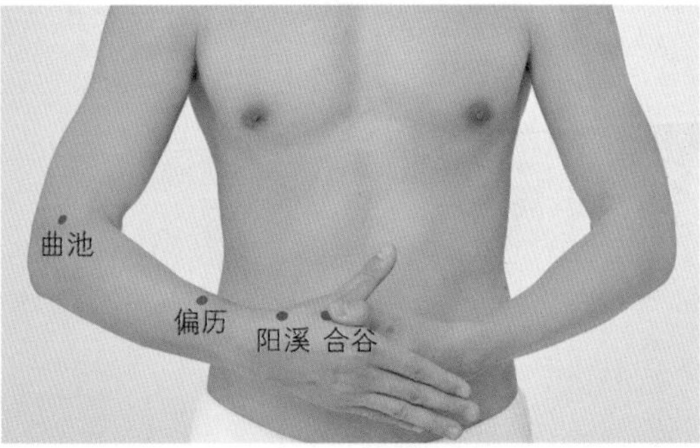

图 3-1-29　合谷

【穴位名称】合谷 Hégǔ

【所属经络】手阳明大肠经

【位　　置】手背第 1、2 掌骨间，当第 2 掌骨桡侧的中点处（图 3–1–29）。

【简易取法】如图所示，取穴时拇指、食指张开，以其中一只手的大拇指指骨关节横纹，放在另一只手的虎口上，当拇指尖下即为该穴。

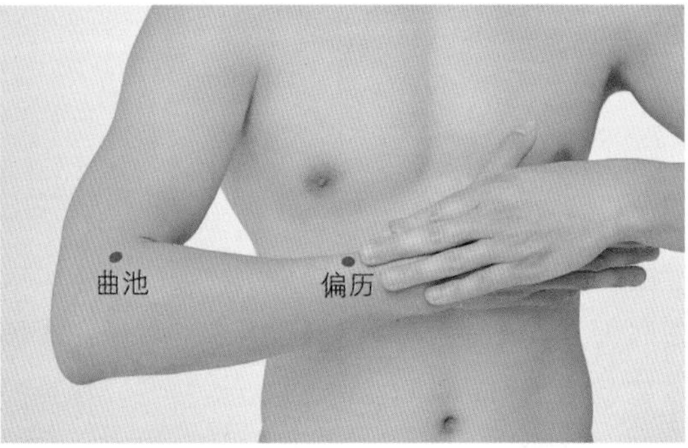

图 3-1-30　偏历

【穴位名称】偏历 Piānlì

【所属经络】手阳明大肠经

【位　　置】屈肘，前臂背面桡侧，阳溪与曲池连线上，腕横纹上 3 寸（图 3–1–30）。

【简易取法】如图所示，两手虎口垂直交叉，中指指端落于前臂背面有一凹陷处，即为此穴。

足阳明

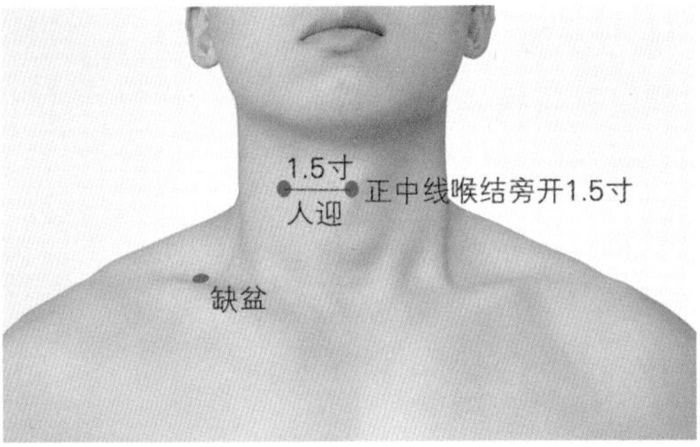

图 3-1-31　人迎、缺盆

【穴位名称】人迎 Rényíng
【所属经络】足阳明胃经
【位　　置】颈部喉结旁，当胸锁乳突肌的前缘，颈总动脉搏动处（图 3–1–31）。
【简易取法】如图所示，正中线喉结旁开 1.5 寸，动脉搏动处即为此穴。

【穴位名称】缺盆 Quēpén
【所属经络】足阳明胃经
【位　　置】锁骨上窝中央，前正中线旁开 4 寸（图 3–1–31）。
【简易取法】如图所示，乳中直上，于锁骨上方有一凹陷，即为此穴。

【穴位名称】足三里 Zúsānlǐ
【所属经络】足阳明胃经
【位　　置】小腿前外侧，犊鼻下 3 寸，胫骨前缘旁开 1 横指（图 3–1–32）。
【简易取法】如图所示，手张开虎口围住髌骨上外缘，余四指向下，中指尖所指处，即为此穴。

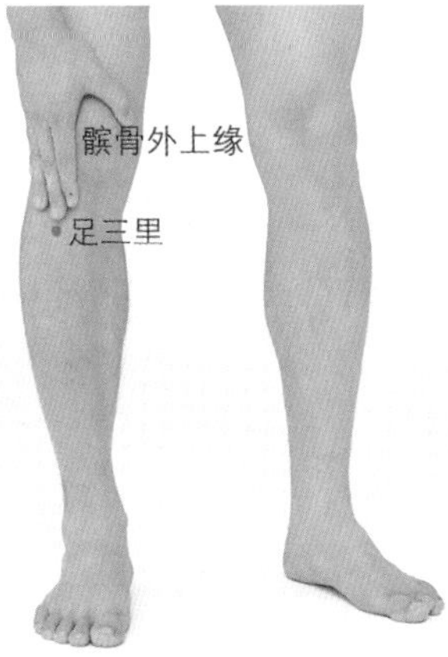

图 3-1-32　足三里

【穴位名称】下巨虚 Xiàjùxū

【所属经络】足阳明胃经

【位　　置】在小腿前外侧，犊鼻下 9 寸，胫骨前缘旁开 1 横指（图 3–1–33）。

【简易取法】如图所示，犊鼻下 9 寸，可触及一凹陷处，即为此穴。

【穴位名称】丰隆 Fēnglóng

【所属经络】足阳明胃经

【位　　置】小腿前外侧，外踝尖上 8 寸，条口外侧，胫骨前缘旁开 2 横指（图 3–1–33）。

【简易取法】如图所示，腘横纹与外踝尖连线中点水平线，与胫骨前缘旁开二横指相交处，即为此穴。

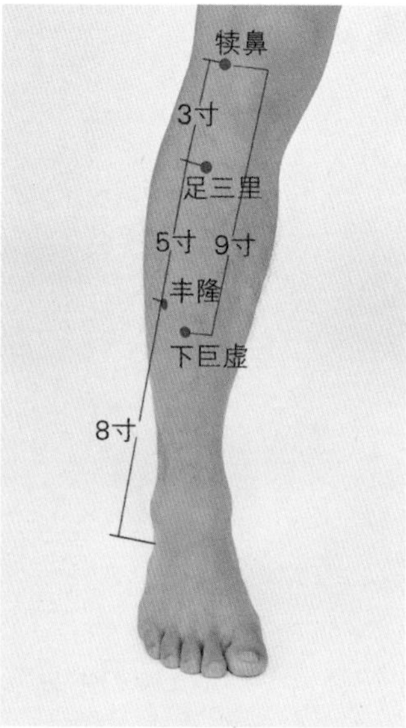

图 3-1-33　下巨虚、丰隆

【穴位名称】陷谷 Xiàngǔ

【所属经络】足阳明胃经

【位　　置】足背，第 2、3 跖骨结合部前方凹陷处（图 3–1–34）。

【简易取法】如图所示，足背第 2、3 趾之间，跖骨结合部之前凹陷处，即为此穴。

【穴位名称】内庭 Nèitíng

【所属经络】足阳明胃经

【位　　置】足背，第 2、3 趾间，趾蹼缘后方赤白肉际处（图 3–1–34）。

【简易取法】如图所示，足背第 2、3 趾之间，即为此穴。

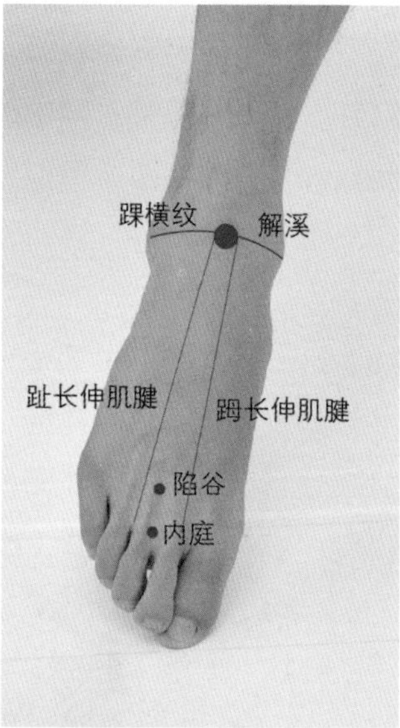

图 3-1-34　陷谷、内庭

（3）手足少阳经

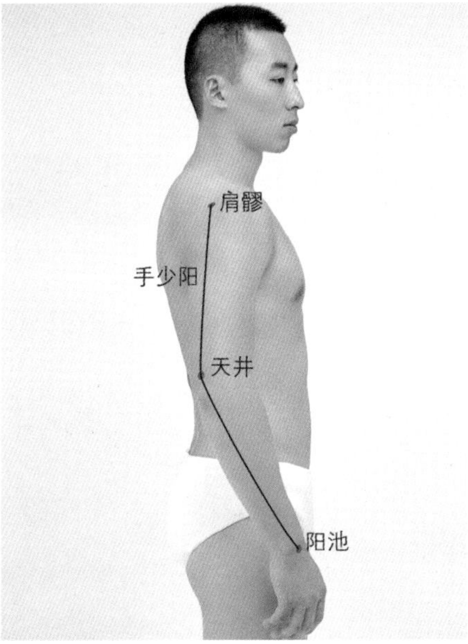

图 3-1-35　手少阳经上肢循行

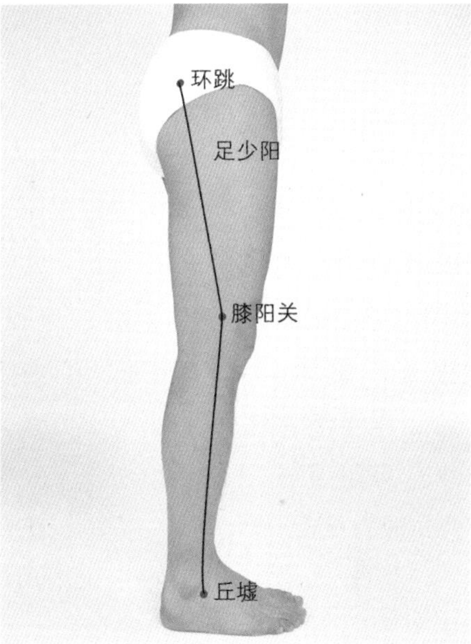

图 3-1-36　足少阳经下肢循行

<table>
<tr><th>手少阳</th><th>足少阳</th></tr>
<tr><td>
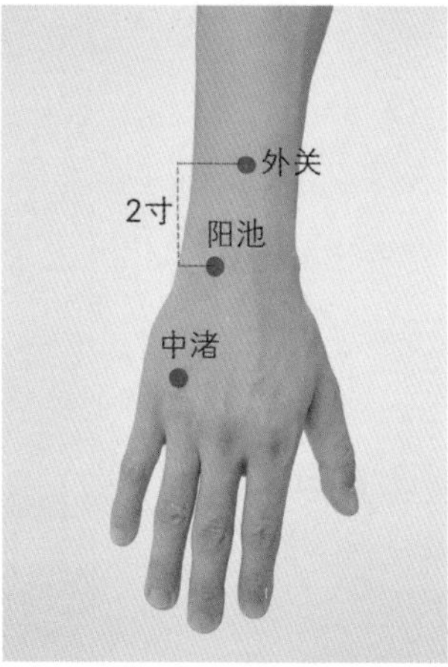

图 3-1-37　阳池
</td><td>
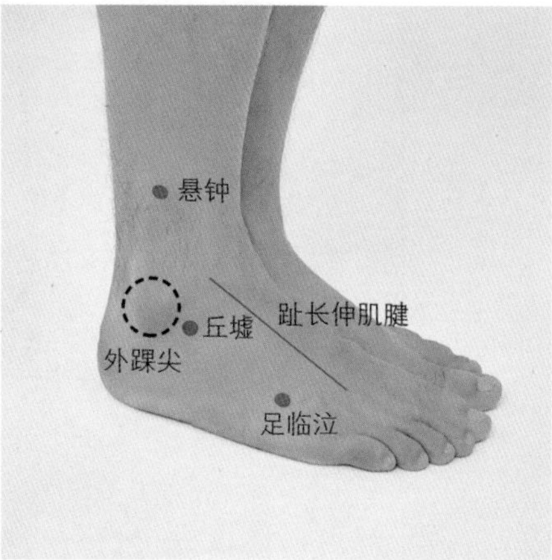

图 3-1-38　丘墟
</td></tr>
<tr><td>
【穴位名称】阳池 Yángchí
【所属经络】手少阳三焦经
【位　　置】腕背横纹中，当指伸肌腱的尺侧缘凹陷处（图 3-1-37）。
【简易取法】如图所示，由第 4 掌骨向上推至腕关节横纹，可触及一凹陷处，即为此穴。
</td><td>
【穴位名称】丘墟 Qiūxū
【所属经络】足少阳胆经
【位　　置】在足外踝的前下方，当趾长伸肌腱的外侧凹陷处（图 3-1-38）。
【简易取法】如图所示，足外踝前缘垂线与下缘水平线的交点凹陷处，即为此穴。
</td></tr>
</table>

手少阳	足少阳
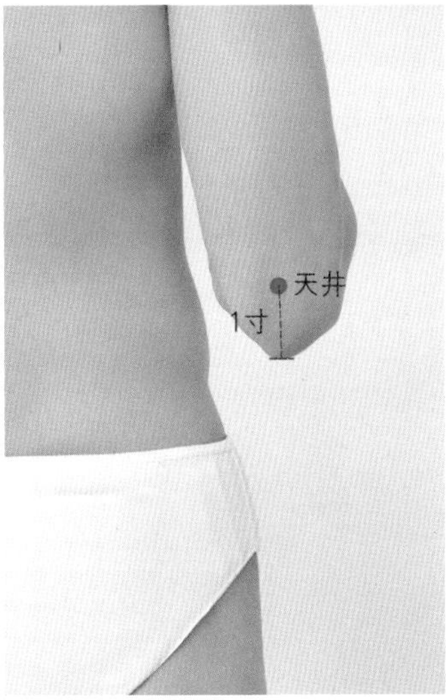 图 3-1-39 天井	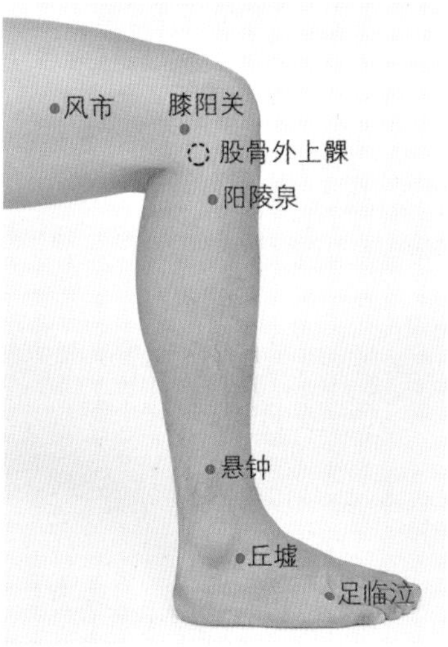 图 3-1-40 膝阳关
【穴位名称】天井 Tiānjǐng 【所属经络】手少阳三焦经 【位　　置】在臂外侧，屈肘时，当肘尖直上 1 寸凹陷处（图 3–1–39）。 【简易取法】如图所示，屈肘 90°，肘尖向上一横指凹陷处，即为此穴。	【穴位名称】膝阳关 Xīyángguān 【所属经络】足少阳胆经 【位　　置】在膝外侧，阳陵泉上 3 寸，股骨外上髁的上方凹陷处（图 3–1–40）。 【简易取法】如图所示，阳陵泉上 3 寸，犊鼻外凹陷处，即为此穴。

手少阳	足少阳
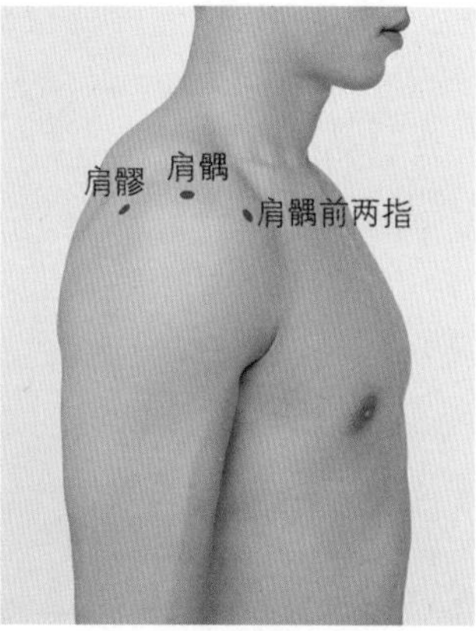 图 3-1-41　肩髎	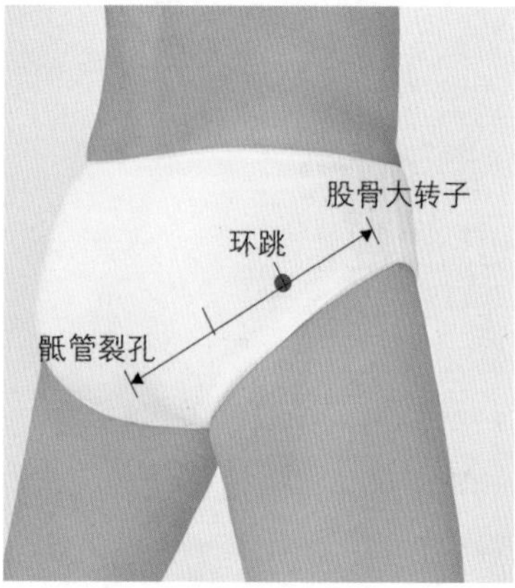 图 3-1-42　环跳
【穴位名称】肩髎 Jiānliáo 【所属经络】手少阳三焦经 【位　　置】在肩部，肩髃后方，当臂外展时，于肩峰后下方呈现凹陷处（图 3-1-41）。 【简易取法】如图所示，上臂外展，肩部最高点（肩峰）直下处有一凹陷，按压有酸胀感，即为此穴。	【穴位名称】环跳 Huántiào 【所属经络】足少阳胆经 【位　　置】在股外侧部，侧卧屈股，当股骨大转子最凸点与骶管裂孔连线的外 1/3 与中 1/3 交点处（图 3-1-42）。 【简易取法】侧卧屈股，以拇指指关节横纹按在股骨大转子头上，拇指指向脊柱，拇指尖所指的凹陷处，即为此穴。

● 手少阳

【穴位名称】中渚 Zhōngzhǔ

【所属经络】手少阳三焦经

【位　　置】手背部，当环指本节（掌指关节）的后方，第 4、5 掌骨间凹陷处（图 3-1-43）。

【简易取法】如图所示，手背第 4、5 指指缝间，掌指关节后可触及一凹陷，即为此穴。

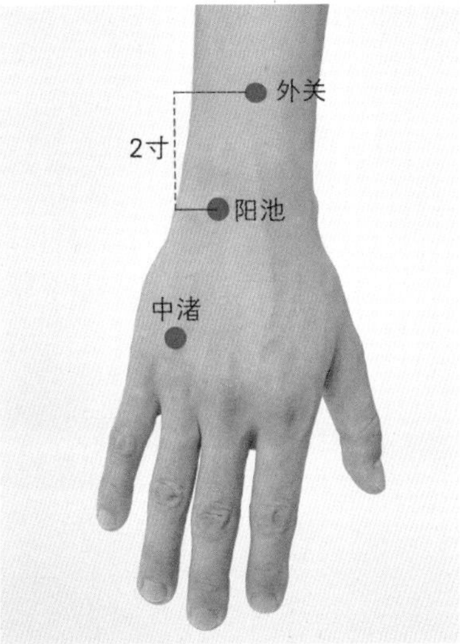

图 3-1-43　中渚、外关

【穴位名称】外关 Wàiguān

【所属经络】手少阳三焦经

【位　　置】前臂背侧，阳池与肘尖连线上，腕背横纹上 2 寸，尺骨与桡骨之间（图 3-1-43）。

【简易取法】如图所示，腕背横纹中点直上 3 横指，前臂两骨之间的凹陷处，即为此穴。

【穴位名称】翳风 Yìfēng

【所属经络】手少阳三焦经

【位　　置】在耳垂后方，当乳突与下颌角之间的凹陷处（图 3-1-44）。

【简易取法】如图所示，耳垂后方凹陷处，即为此穴。

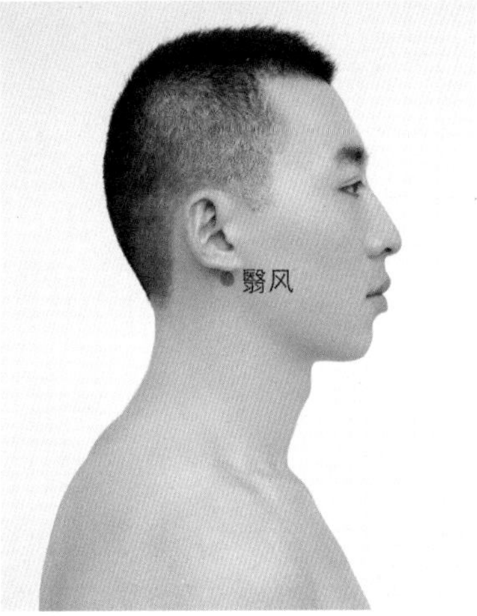

图 3-1-44　翳风

● 足少阳

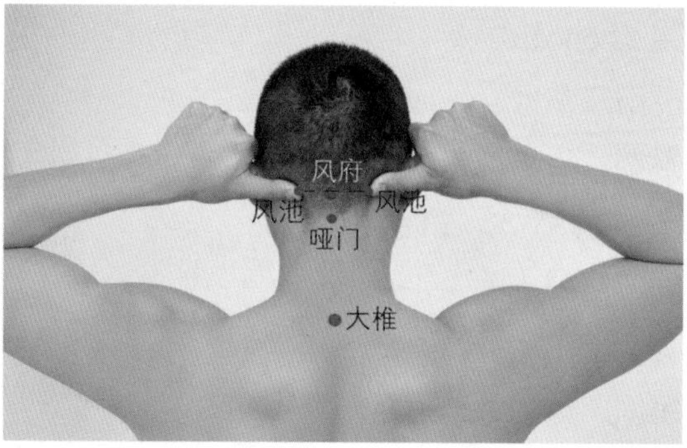

图 3-1-45　风池

【穴位名称】风池 Fēngchí

【所属经络】足少阳胆经

【位　　置】在项部，当枕骨之下，与风府相平，胸锁乳突肌与斜方肌上端之间的凹陷处（图 3-1-45）。

【简易取法】如图所示，枕骨下两条大筋外缘有两凹陷，大致与耳垂齐平，即为此穴。

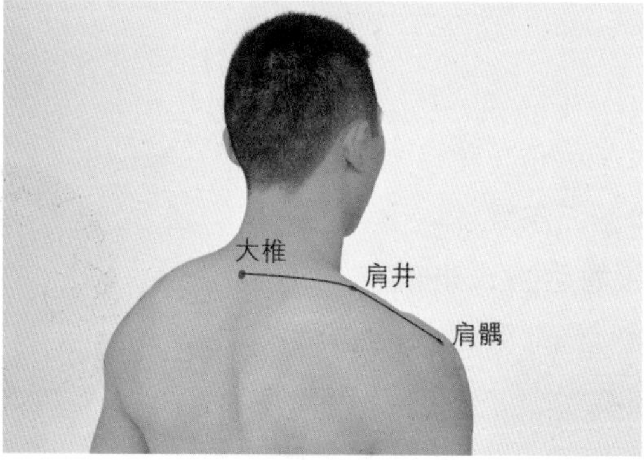

图 3-1-46　肩井

【穴位名称】肩井 Jiānjǐng

【所属经络】足少阳胆经

【位　　置】在肩上，前直乳中，当大椎与肩峰端连线的中点上（图 3-1-46）。

【简易取法】如图所示，大椎与肩峰连线中点处，即为此穴。

【穴位名称】日月 Rìyuè

【所属经络】足少阳胆经

【位　　置】在上腹部，当乳头直下，第7肋间隙，前正中线旁开4寸（图3-1-47）。

【简易取法】如图所示，乳头直下推3个肋间隙，即为此穴。

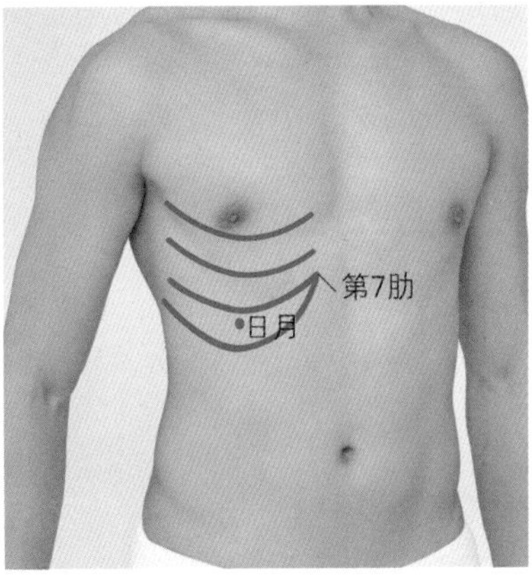

图 3-1-47　日月

【穴位名称】风市 Fēngshì

【所属经络】足少阳胆经

【位　　置】在大腿外侧的中线上，当腘横纹上7寸（图3-1-48）。

【简易取法】如图所示，直立双手自然下垂，中指尖处，即是此穴。

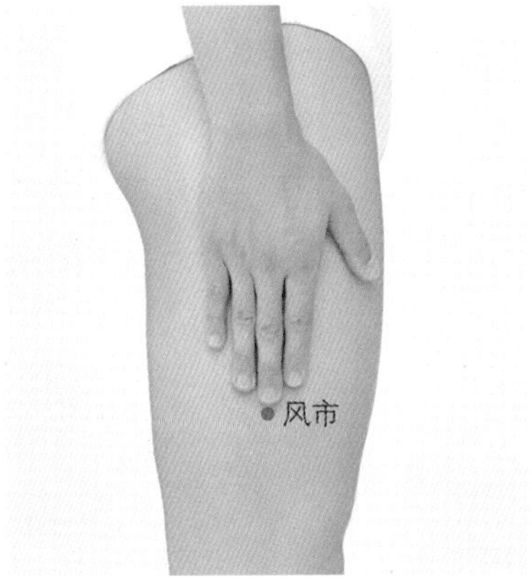

图 3-1-48　风市

【穴位名称】阳陵泉 Yánglíngquán

【所属经络】足少阳胆经

【位　　置】在小腿外侧，当腓骨头前下方凹陷处（图3-1-49）。

【简易取法】如图所示，腓骨小头前下方可触及一凹陷处，即为此穴。

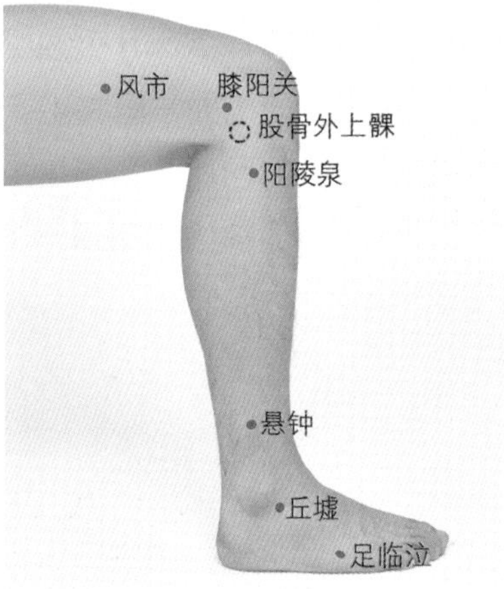

图 3-1-49　阳陵泉

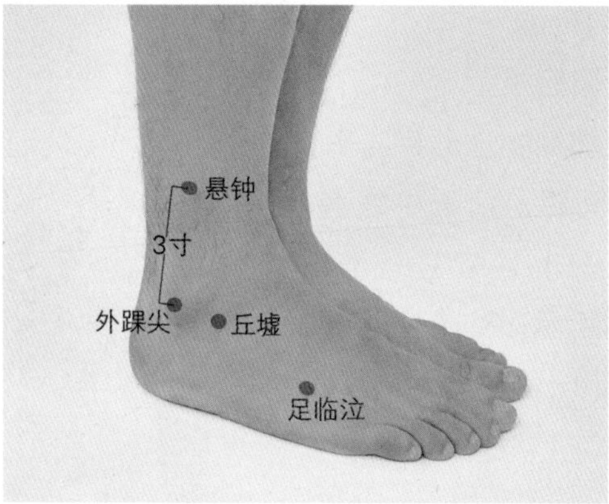

图 3-1-50　悬钟

【穴位名称】悬钟 Xuánzhōng

【所属经络】足少阳胆经

【位　　置】在小腿外侧，当外踝尖上 3 寸，腓骨前缘（图 3–1–50）。

【简易取法】如图所示，外踝尖上 3 寸，小腿外侧骨前缘，即为此穴。

【穴位名称】足临泣 Zúlínqì

【所属经络】足少阳胆经

【位　　置】在足背外侧，第 4 跖趾关节的后方，小趾伸肌腱的外侧凹陷处（图 3–1–51）。

【简易取法】如图所示，足 4、5 跖骨结合部前方可触及一凹陷处，即为此穴。

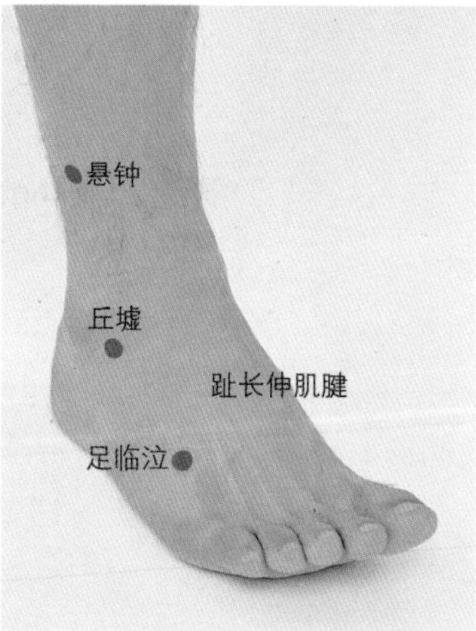

图 3-1-51　足临泣

2. 手足三阴经（同气）

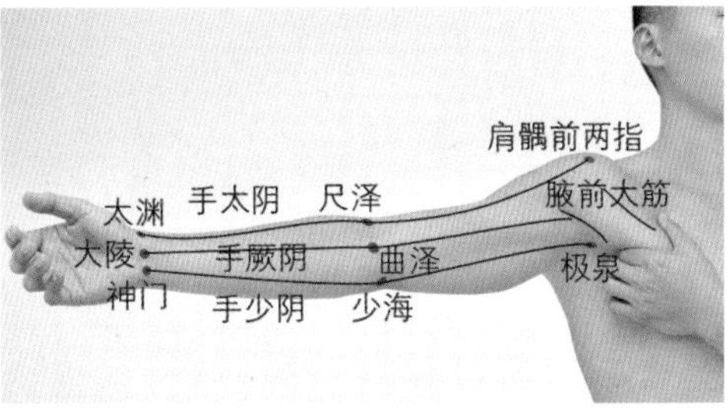

图 3-2-1　手三阴经上肢循行

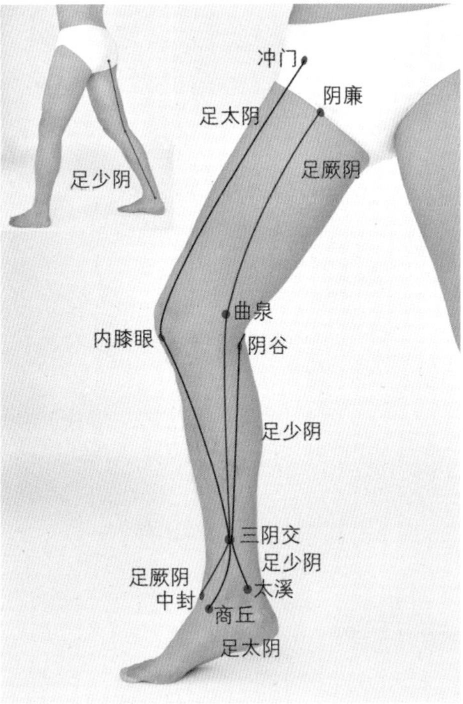

图 3-2-2　足三阴经下肢循行

注：三阴交为足太阴经、足厥阴经、足少阴经在体表的交会点，此为黄帝内针体系之独特认识，与通行的足太阴经与足厥阴经循行交会点（内踝上 8 寸）不同，特此说明。

（1）手足太阴经

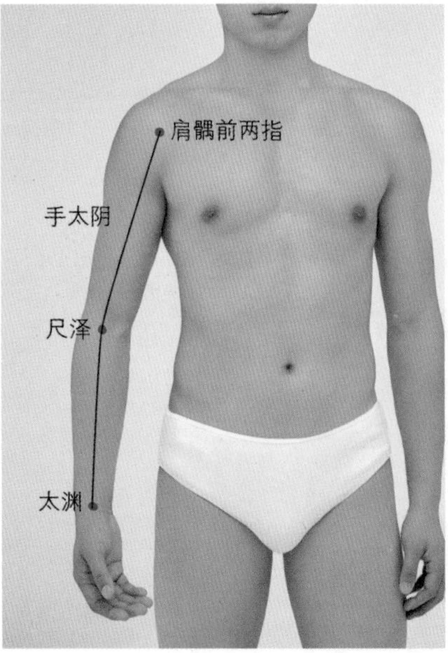

图 3-2-3　手太阴经上肢循行

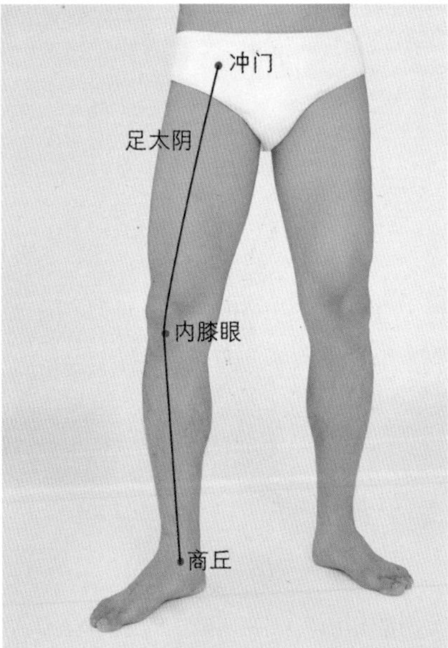

图 3-2-4　足太阴经下肢循行

<table>
<tr><th>手太阴</th><th>足太阴</th></tr>
<tr><td>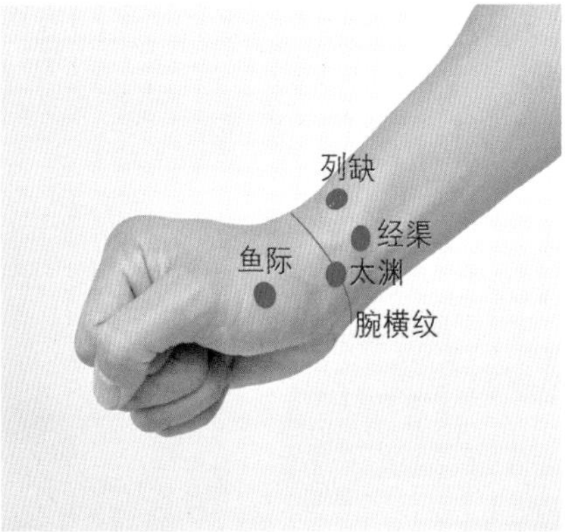
图 3-2-5　太渊</td><td>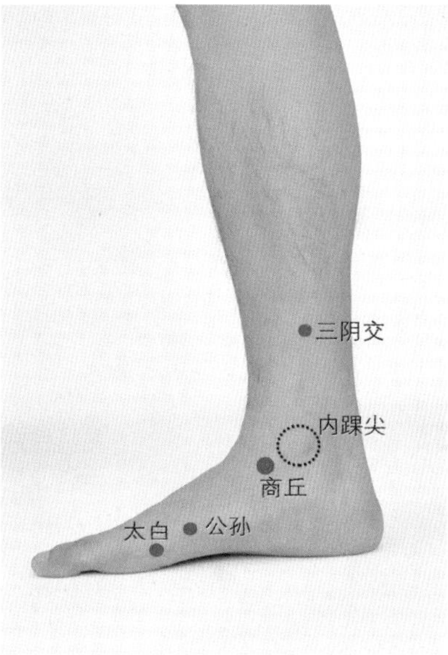
图 3-2-6　商丘</td></tr>
<tr><td>【穴位名称】太渊 Tàiyuān
【所属经络】手太阴肺经
【位　　置】在腕掌侧横纹桡侧，桡动脉搏动处（图 3-2-5）。
【简易取法】如图所示，腕横纹桡侧，轻触有动脉搏动感即为此穴。</td><td>【穴位名称】商丘 Shāngqiū
【所属经络】足太阴脾经
【位　　置】在足内踝前下方凹陷中，当舟骨结节与内踝尖连线的中点处（图 3-2-6）。
【简易取法】如图所示，足内踝前下方大约 45° 可触及一凹陷，即为此穴。</td></tr>
</table>

手太阴	足太阴
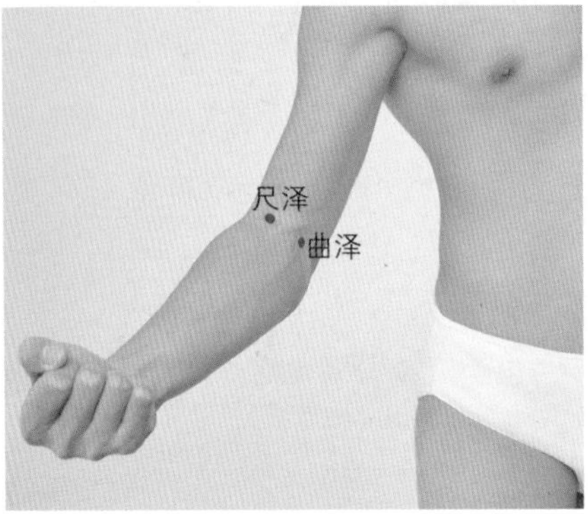 图 3-2-7　尺泽 【穴位名称】尺泽 Chǐzé 【所属经络】手太阴肺经 【位　　置】在肘横纹中，肱二头肌腱桡侧凹陷处（图 3–2–7）。 【简易取法】如图所示，手肘横纹处，肱二头肌腱桡侧（即外侧）凹陷处，即为此穴。	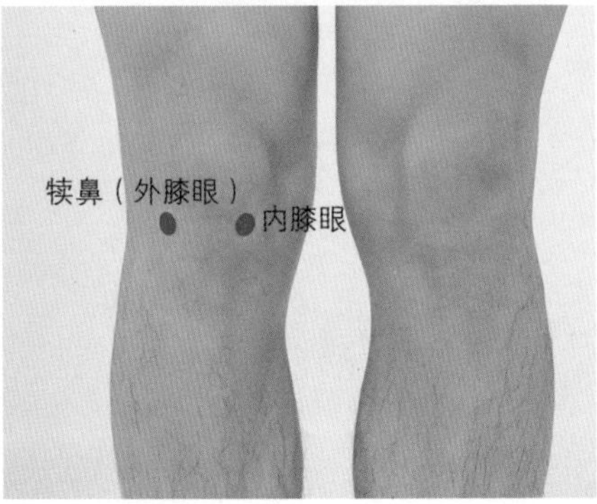 图 3-2-8　内膝眼 【穴位名称】内膝眼 Nèixīyǎn 【所属经络】经外奇穴 【位　　置】屈膝在髌韧带内侧凹陷处（图 3–2–8）。 【简易取法】屈膝，髌韧带内侧凹陷处，即为此穴。

<table>
<tr><th>手太阴</th><th>足太阴</th></tr>
<tr><td>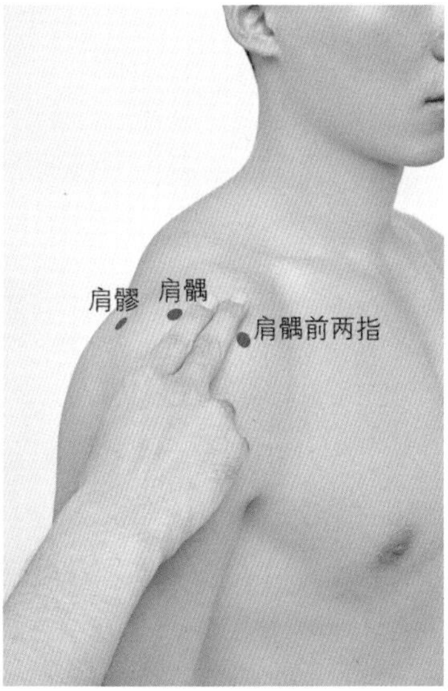
图 3-2-9　肩髃前两指

【穴位名称】肩髃前两指 Jiānyúqiánliǎngzhǐ
【所属经络】手太阴肺经
【肩髃位置】肩峰外侧缘前端与肱骨大结节两骨凹陷中（图 3–2–9）。
【简易取法】屈臂外展，肩峰外侧缘前后现两个凹陷，前为肩髃，再往前两指即本穴。</td><td>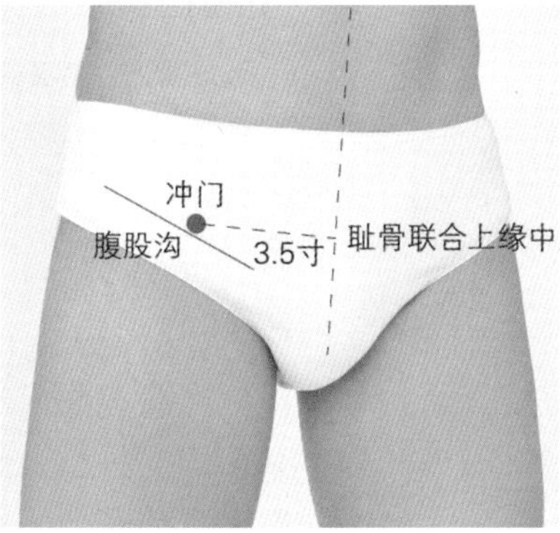
图 3-2-10　冲门

【穴位名称】冲门 Chōngmén
【所属经络】足太阴脾经
【位　　置】在腹股沟外侧，距耻骨联合上缘中点 3.5 寸，当髂外动脉搏动处的外侧（图 3–2–10）。
【简易取法】如图所示，耻骨联合上缘旁开 3.5 寸，在腹股沟处按压有痛感即为此穴。</td></tr>
</table>

● 手太阴

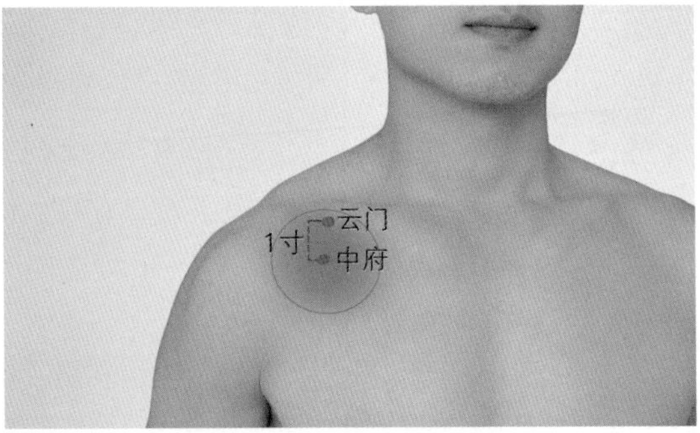

图 3-2-11　中府、云门

【穴位名称】中府 Zhōngfǔ

【所属经络】手太阴肺经

【位　　置】在胸前壁的外上方，云门下 1 寸，平第 1 肋间隙，距前正中线 6 寸（图 3–2–11）。

【简易取法】如图所示，云门下 1 寸，即为此穴。

【穴位名称】云门 Yúnmén

【所属经络】手太阴肺经

【位　　置】在胸前壁的外上方，肩胛骨喙突上方，锁骨下窝凹陷处，距前正中线 6 寸（图 3–2–12）。

【简易取法】如图所示，前正中线旁边 6 寸，锁骨下凹陷处，即为此穴。

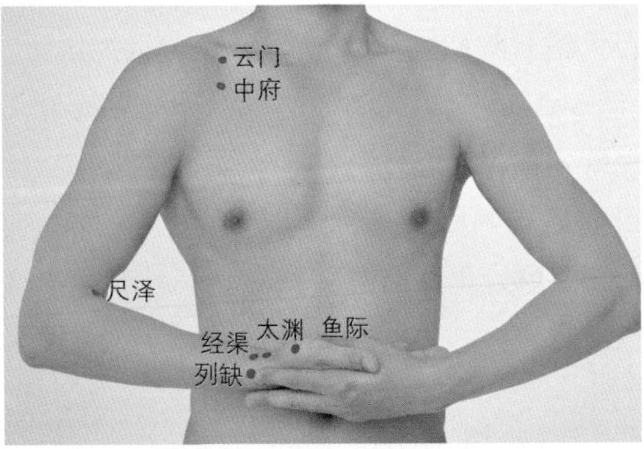

图 3-2-12　列缺

【穴位名称】列缺 Lièquē

【所属经络】手太阴肺经

【位　　置】在前臂桡侧缘，桡骨茎突上方，腕横纹上 1.5 寸，当肱桡肌与拇长伸肌腱之间（图 3–2–13）。

【简易取法】如图所示，两手虎口相交，一手食指在另一手桡骨茎突上，食指尖端凹陷处，即为此穴。

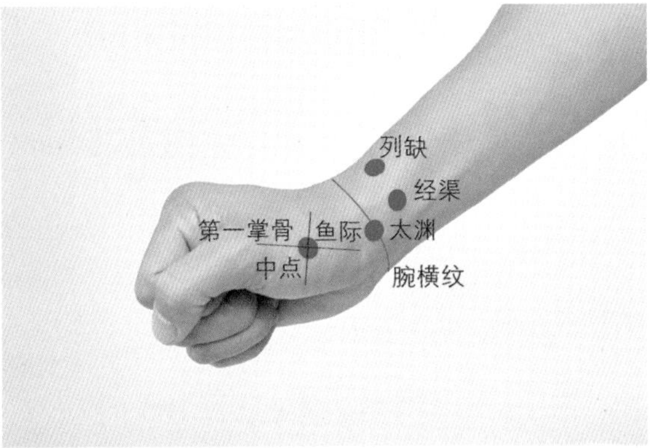

图 3-2-13　经渠、鱼际

【穴位名称】经渠 Jīngqú

【所属经络】手太阴肺经

【位　　置】在前臂掌面桡侧，桡骨茎突与桡动脉之间凹陷处，腕横纹上 1 寸（图 3–2–13）。

【简易取法】如图所示，太渊穴上 1 寸，即为此穴。

【穴位名称】鱼际 Yújì

【所属经络】手太阴肺经

【位　　置】在手拇指第 1 掌指关节后凹陷处，约当第 1 掌骨中点桡侧，赤白肉际处（图 3–2–13）。

【简易取法】如图所示，大鱼际肌肉中点处，即为此穴。

足太阴

【穴位名称】太白 Tàibái

【所属经络】足太阴脾经

【位　　置】在足内侧缘，当足大趾本节（第1跖趾关节）近端赤白肉际凹陷处（图3-2-14）。

【简易取法】如图所示，足大趾后凹陷处，即为此穴。

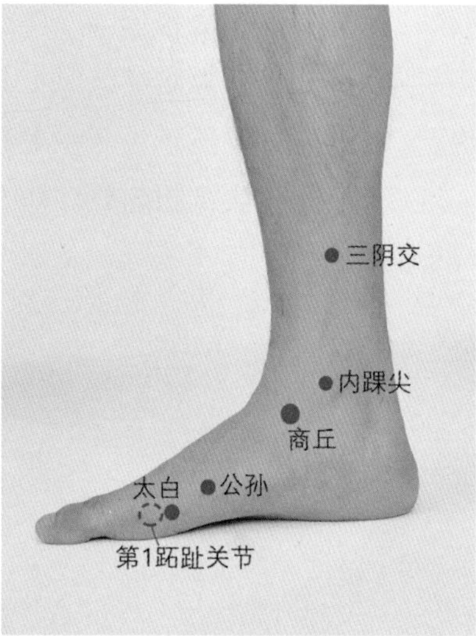

图 3-2-14　太白

【穴位名称】公孙 Gōngsūn

【所属经络】足太阴脾经

【位　　置】在足内侧缘，当第1跖骨底的前下缘赤白肉际处（图3-2-15）。

【简易取法】如图所示，弓形骨前端下缘，可触及一凹陷，按压有酸胀感，即为本穴。

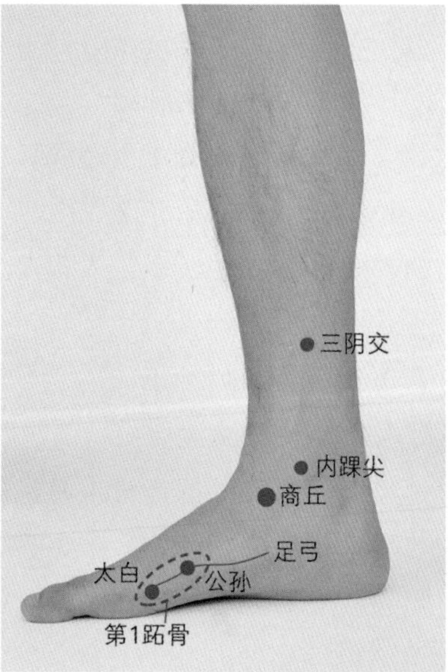

图 3-2-15　公孙

【穴位名称】三阴交 Sānyīnjiāo

【所属经络】足太阴脾经

【位　　置】在小腿内侧，当足内踝尖上3寸，胫骨内侧缘后方（图3–2–16）。

【简易取法】如图所示，足内踝尖向上量4横指，小腿内侧骨（胫骨）后方，即为此穴。

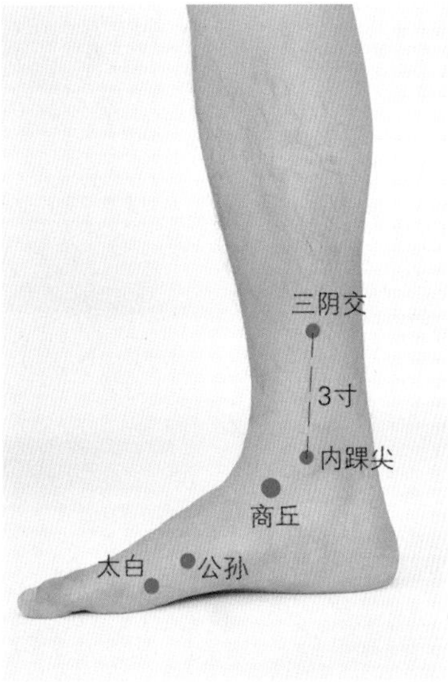

图 3-2-16　三阴交

【穴位名称】阴陵泉 Yīnlíngquán

【所属经络】足太阴脾经

【位　　置】在小腿内侧，当胫骨内侧髁与胫骨内侧缘之间的凹陷处（图3–2–17）。

【简易取法】如图所示，沿小腿的胫骨内侧往上推，推至膝关节有一凹陷，按压有酸痛感即为此穴。

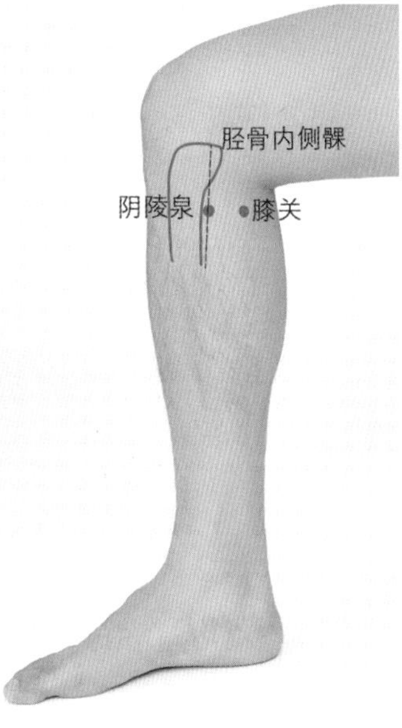

图 3-2-17　阴陵泉

（2）手足少阴经

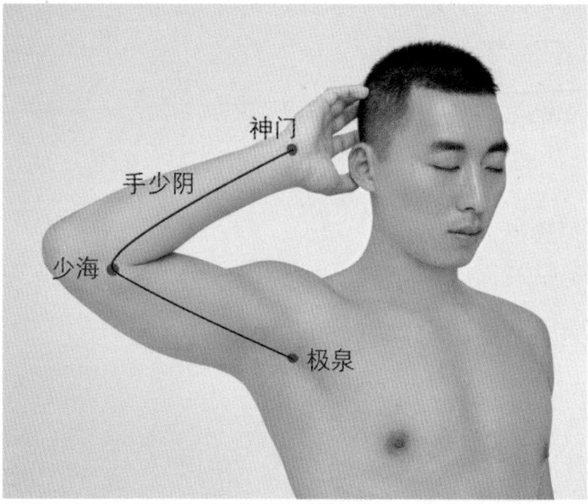

图 3-2-18　手少阴经上肢循行

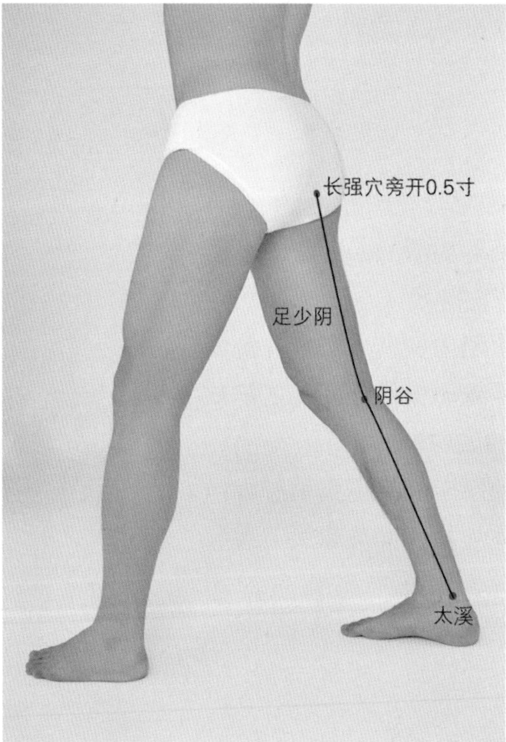

图 3-2-19　足少阴经下肢循行

<table>
<tr><th>手少阴</th><th>足少阴</th></tr>
<tr><td>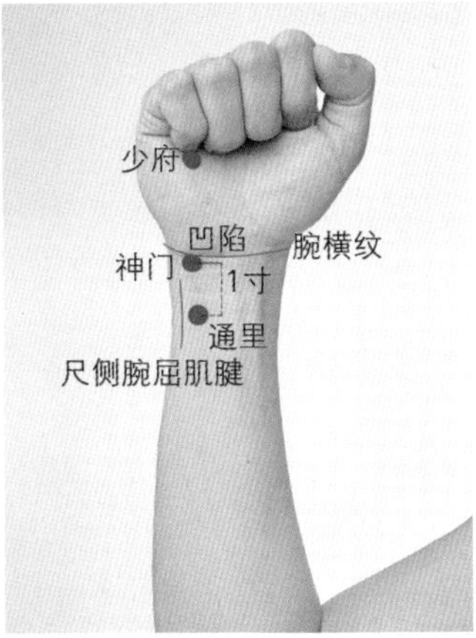
图 3-2-20　神门</td><td>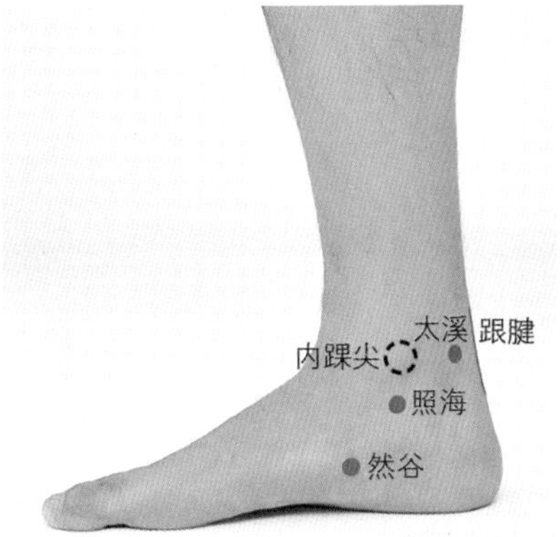
图 3-2-21　太溪</td></tr>
<tr><td>【穴位名称】神门 Shénmén
【所属经络】手少阴心经
【位　　置】在腕部，掌侧远端横纹尺侧端，尺侧腕屈肌腱的桡侧凹陷处（图 3-2-20）。
【简易取法】如图所示，在手掌横纹尺侧的凹陷处，即为此穴。</td><td>【穴位名称】太溪 Tàixī
【所属经络】足少阴肾经
【位　　置】在足内侧，内踝后方，当内踝尖与跟腱之间的凹陷处（图 3-2-21）。
【简易取法】如图所示，足内踝尖向后推至与跟腱之间凹陷处，即为此穴。</td></tr>
</table>

<table>
<tr><th>手少阴</th><th>足少阴</th></tr>
<tr><td>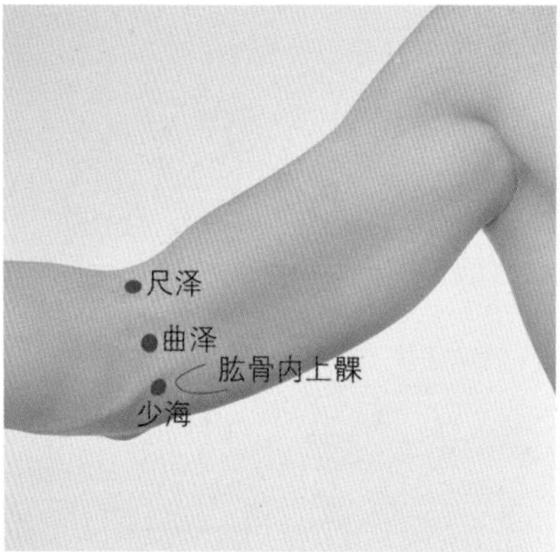图 3-2-22　少海</td><td>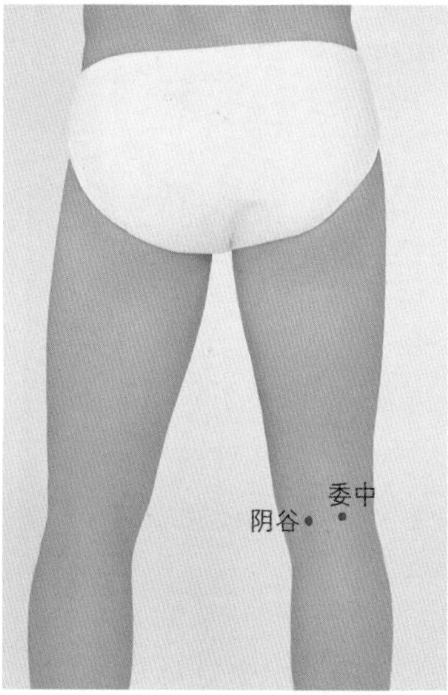图 3-2-23　阴谷</td></tr>
<tr><td>【穴位名称】少海 Shàohǎi
【所属经络】手少阴心经
【位　　置】屈肘举臂，在肘横纹内侧端与肱骨内上髁连线的中点处（图 3–2–22）。
【简易取法】如图所示，肘横纹内侧端和肱骨内上髁连线的中点即为此穴，按压有酸痛感。</td><td>【穴位名称】阴谷 Yīngǔ
【所属经络】足少阴肾经
【位　　置】在腘窝内侧，屈膝时，当半腱肌肌腱与半膜肌肌腱之间（图 3–2–23）。
【简易取法】如图所示，腘横纹内侧触及两条筋，在两筋之间的凹陷处，即为此穴。</td></tr>
</table>

手少阴	足少阴
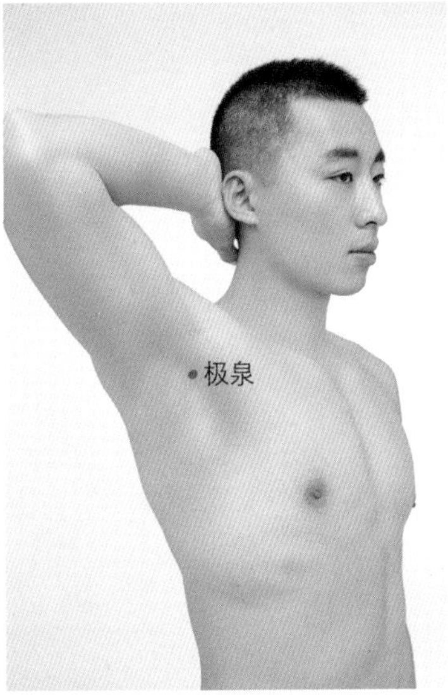 图 3-2-24　极泉	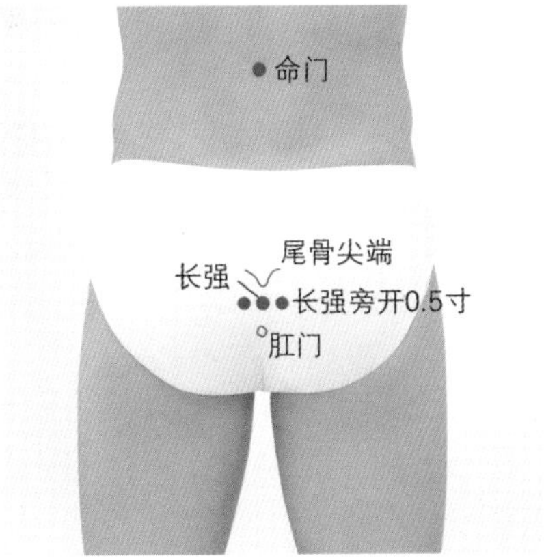 图 3-2-25　长强旁开 0.5 寸
【穴位名称】极泉 Jíquán 【所属经络】手少阴心经 【位　　置】上臂外展，在腋窝顶点，腋动脉搏动处（图 3-2-24）。 【简易取法】如图所示，在腋窝顶点处，即为此穴。	【穴位名称】长强旁开 0.5 寸 Chángqiángpáng kai0.5cùn 【所属经络】足少阴肾经 【长强位置】尾骨下方，尾骨端与肛门连线的中点处（图 3-2-25）。

● 手少阴

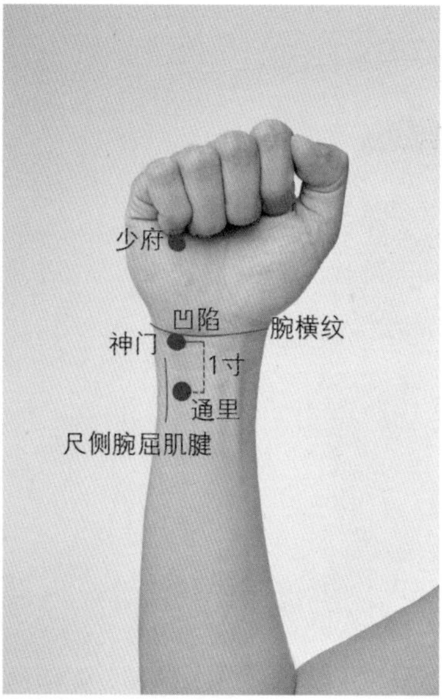

图 3-2-26　通里、少府

【穴位名称】通里 Tōnglǐ

【所属经络】手少阴心经

【位　　置】在前臂掌侧，当尺侧腕屈肌腱的桡侧缘，腕横纹上 1 寸（图 3-2-26）。

【简易取法】如图所示，在手掌横纹尺侧，神门往上 1 寸处，即为此穴。

【穴位名称】少府 Shàofǔ

【所属经络】手少阴心经

【位　　置】在手掌面，第 4、5 掌骨之间，握拳时，当小指尖处（图 3-2-26）。

【简易取法】如图所示，握拳，小指的指尖切压在掌心内的第一横纹上，即为此穴。

足少阴

【穴位名称】涌泉 Yǒngquán
【所属经络】足少阴肾经
【位　　置】在足底部，屈足卷趾时足前部最凹陷处，约当足底2、3趾趾缝纹头端与足跟连线的前1/3与后2/3交点上（图3–2–27）。
【简易取法】如图所示，足底正中线前1/3凹陷处，即为本穴。

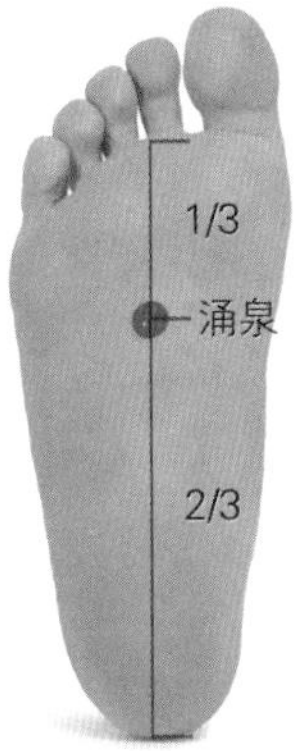

图 3-2-27　涌泉

【穴位名称】然谷 Rángǔ
【所属经络】足少阴肾经
【位　　置】在足内侧缘，足舟骨粗隆下方，赤白肉际处（图3–2–28）。
【简易取法】如图所示，在足内侧舟骨粗隆前下方可触及一凹陷，即为此穴。

【穴位名称】照海 Zhàohǎi
【所属经络】足少阴肾经
【位　　置】在足内侧，内踝尖下缘凹陷处（图3–2–28）。
【简易取法】如图所示，由内踝尖垂直向下推，推至其下缘凹陷处，即为此穴。

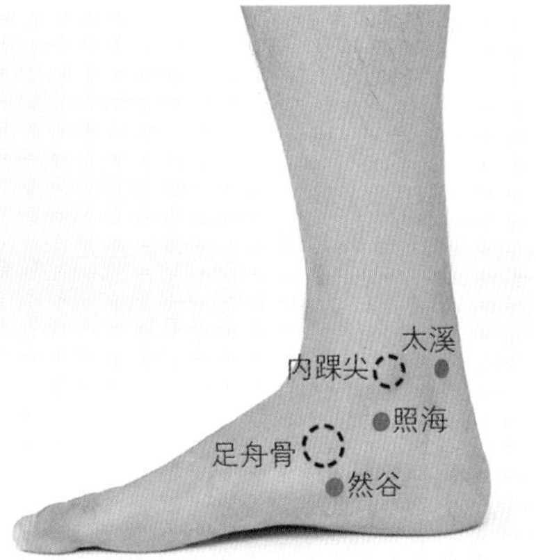

图 3-2-28　然谷、照海

(3)手足厥阴经

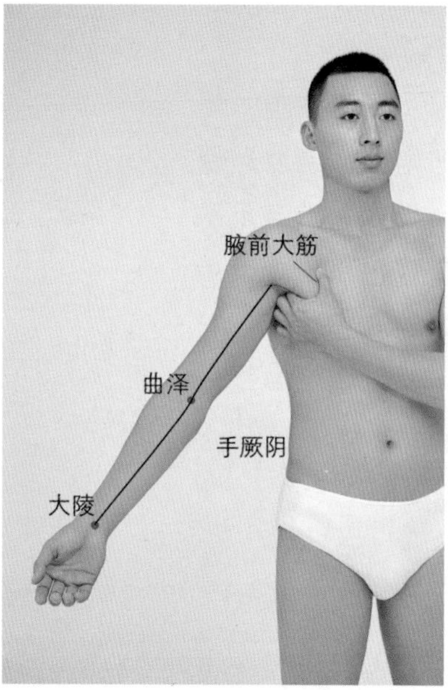

图 3-2-29　手厥阴经上肢循行

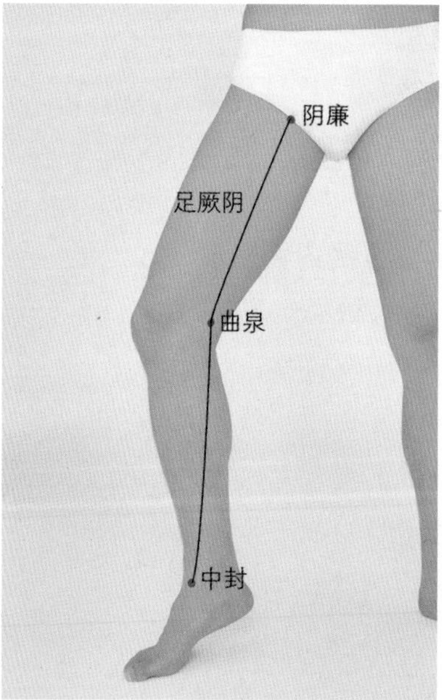

图 3-2-30　足厥阴经下肢循行

手厥阴	足厥阴
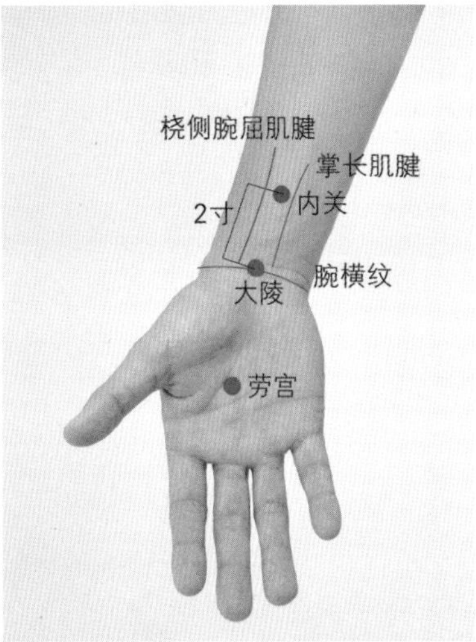 图 3-2-31　大陵	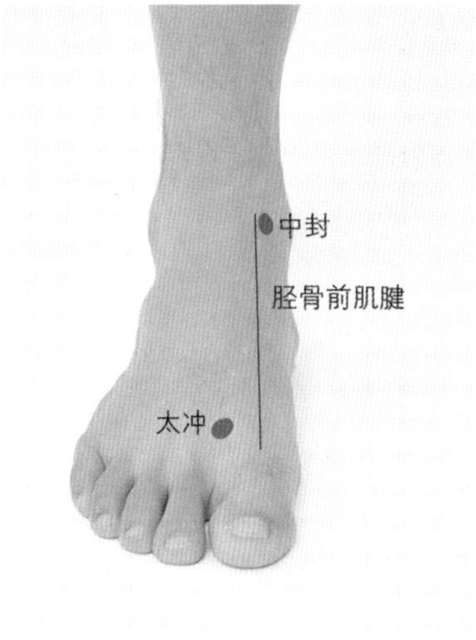 图 3-2-32　中封
【穴位名称】大陵 Dàlíng 【所属经络】手厥阴心包经 【位　　置】在腕掌横纹的中点处，当掌长肌腱与桡侧腕屈肌腱之间（图 3-2-31）。 【简易取法】如图所示，掌侧腕横纹中点，两筋之间的凹陷处，即为此穴。	【穴位名称】中封 Zhōngfēng 【所属经络】足厥阴肝经 【位　　置】在足背侧，当足内踝前，商丘与解溪连线之间，胫骨前肌腱的内侧凹陷处（图 3-2-32）。 【简易取法】脚踇指上翘，足背内侧可见一大筋，在其内侧，足内踝前下方可触及一凹陷，即为此穴。

手厥阴	足厥阴
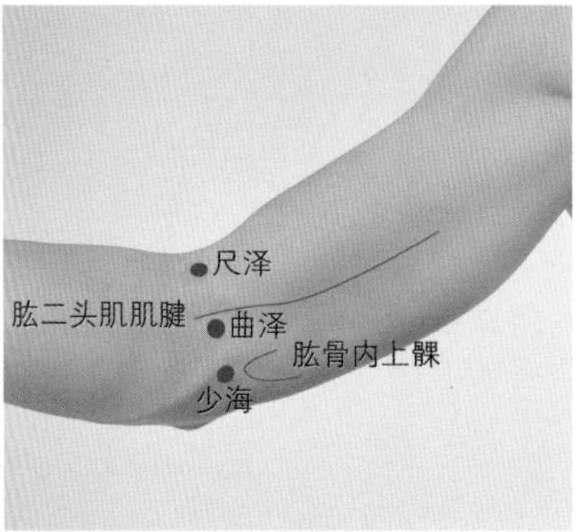 图 3-2-33　曲泽	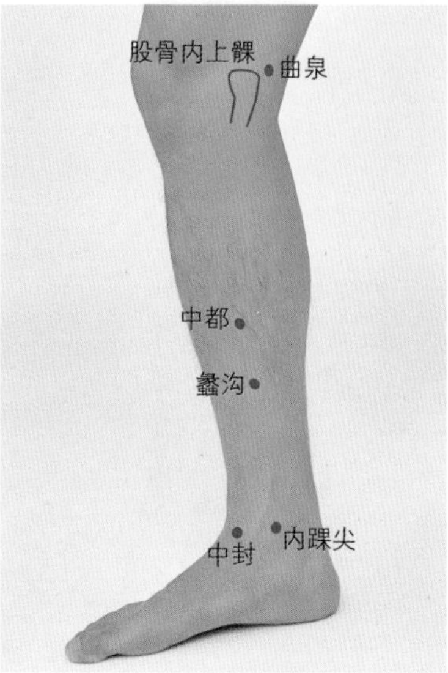 图 3-2-34　曲泉
【穴位名称】曲泽 Qūzé 【所属经络】手厥阴心包经 【位　　置】在肘横纹中，当肱二头肌腱的尺侧缘（图 3-2-33）。 【简易取法】如图所示，肘弯处可摸到一条大筋，在其尺侧缘可触及一凹陷，即为此穴。	【穴位名称】曲泉 Qūquán 【所属经络】足厥阴肝经 【位　　置】在膝内侧，屈膝，当膝关节内侧面横纹内侧端，股骨内侧髁的后缘，半腱肌、半膜肌止端的前缘凹陷处（图 3-2-34）。 【简易取法】如图所示，膝内侧可触及一高骨（股骨内上髁），在高骨向后，可触及一个凹陷，按压有明显的酸痛感，即为此穴。

手厥阴	足厥阴
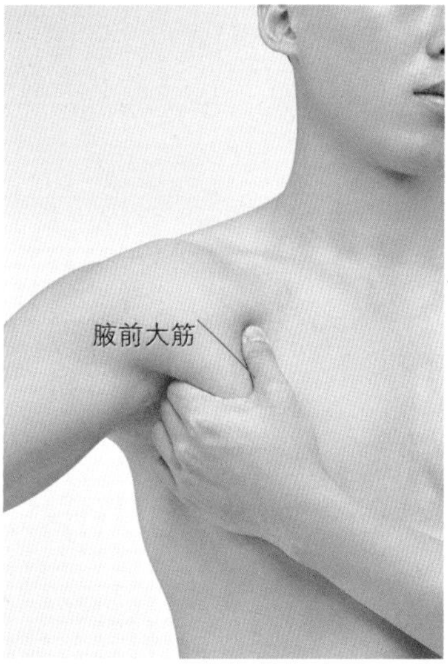图 3-2-35　腋前大筋	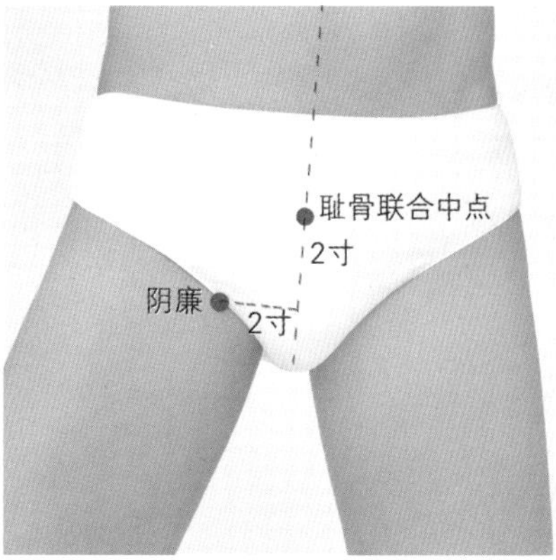图 3-2-36　阴廉
【穴位名称】腋前大筋 Yèqiándàjīn 【所属经络】手厥阴心包经 【位　　置】腋下前方大筋，即为此穴（图 3-2-35）。 【简易取法】如图所示，腋下前方大筋，即为此穴。	【穴位名称】阴廉 Yīnlián 【所属经络】足厥阴肝经 【位　　置】在大腿内侧，当气冲直下 2 寸，大腿根部，耻骨结节的下方，长收肌的外缘（图 3-2-36）。 【简易取法】如图所示，耻骨联合上缘中点旁开 2 寸（气冲穴），再直下二寸，即为此穴。

● 手厥阴

【穴位名称】内关 Nèiguān
【所属经络】手厥阴心包经
【位　　置】在前臂掌侧，当曲泽与大陵的连线上，腕横纹上 2 寸，掌长肌腱与桡侧腕屈肌腱之间（图 3–2–37）。
【简易取法】如图所示，手掌横纹上三指，两条筋之间，即为此穴。

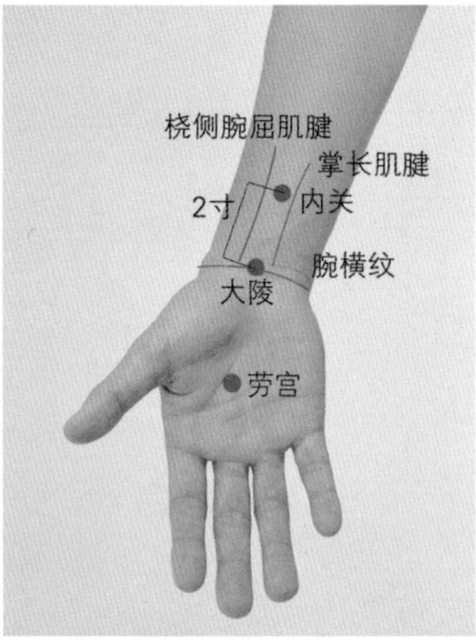

图 3-2-37　内关

穴位名称】劳宫 Láogōng
【所属经络】手厥阴心包经
【位　　置】在手掌心，当第 2、3 掌骨之间偏于第 3 掌骨，握拳屈指时中指尖处（图 3–2–38）。
【简易取法】如图所示，握拳，中指指尖所触及凹陷处，即为此穴。

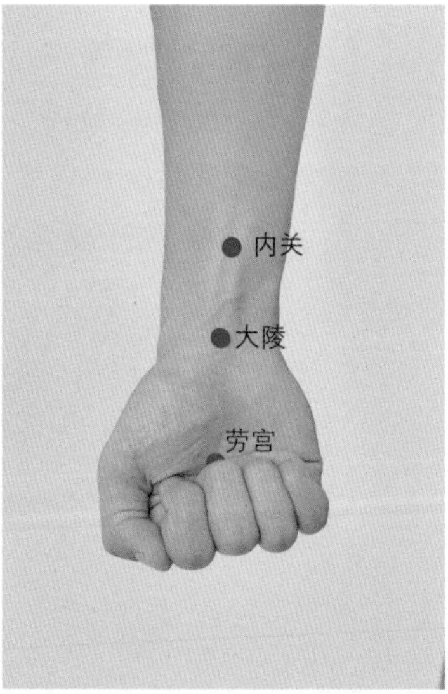

图 3-2-38　劳宫

足厥阴

【穴位名称】太冲 Tàichōng

【所属经络】足厥阴肝经

【位　　置】在足背侧，当第1、2跖骨间隙的后方凹陷处（图3-2-39）。

【简易取法】如图所示，由第1、2足趾间向足背推，第1、2跖骨结合部前方凹陷处，即为此穴。

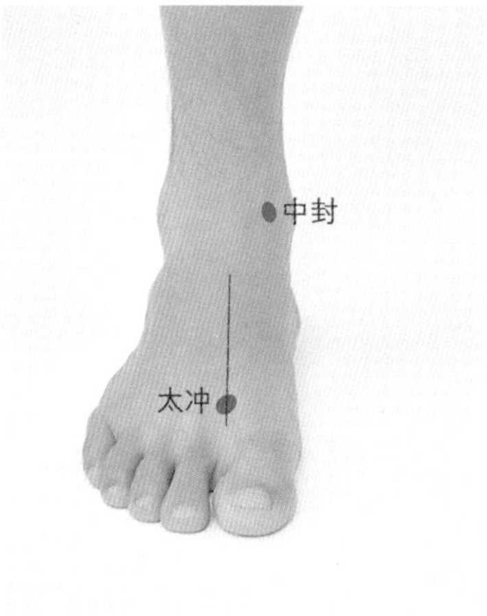

图 3-2-39　太冲

【穴位名称】蠡沟 Lígōu

【所属经络】足厥阴肝经

【位　　置】在小腿内侧，当足内踝尖上5寸，胫骨内侧面的中央（图3-2-40）。

【简易取法】如图所示，三阴交直上量两横指（拇指），在胫骨内侧面凹陷中，按压有酸胀感处，即为此穴。

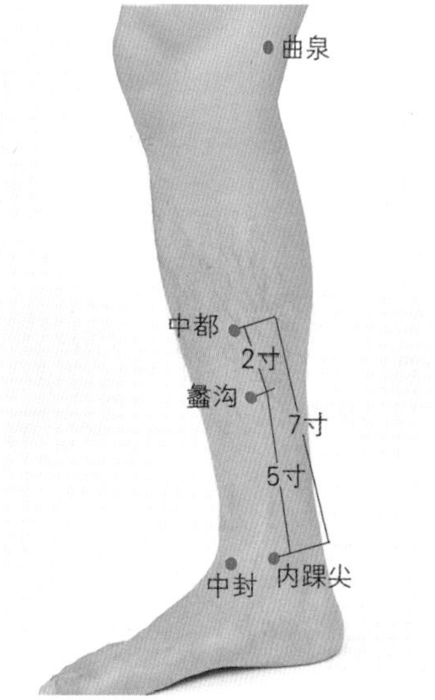

图 3-2-40　蠡沟、中都

【穴位名称】中都 Zhōngdū

【所属经络】足厥阴肝经

【位　　置】在小腿内侧，当足内踝尖上7寸，胫骨内侧面的中央（图3-2-40）。

【简易取法】如图所示，足内踝尖上7寸，胫骨内侧面的中央。

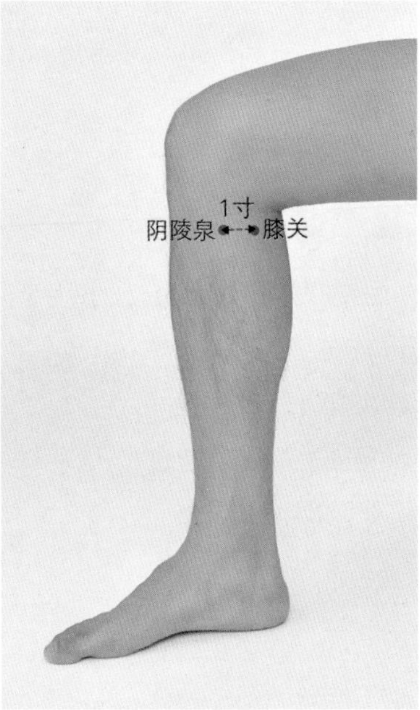

图 3-2-41　膝关

【穴位名称】膝关 Xīguān

【所属经络】足厥阴肝经

【位　　置】在小腿内侧，当胫骨内上髁的后下方，阴陵泉后 1 寸，腓肠肌内侧头的上部（图 3-2-41）。

【简易取法】如图所示，阴陵泉向后方量一横指凹陷处，即为此穴。

3. 奇经八脉和经外奇穴

（1）任脉

【穴位名称】会阴 Huìyīn
【所属经络】任脉
【位　　置】在会阴部，男性当阴囊根部与肛门连线的中点，女性当大阴唇后联合与肛门连线的中点（图 3-3-1）。
【简易取法】如图所示，两阴连线中点，即为此穴。

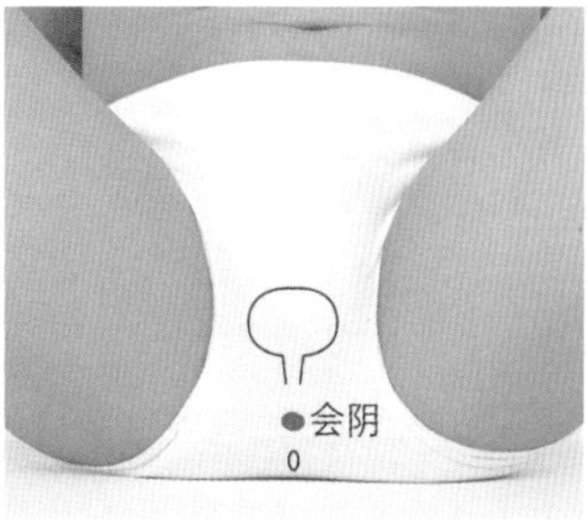

图 3-3-1　会阴

【穴位名称】神阙 Shénquè
【所属经络】任脉
【位　　置】在腹中部，脐中央（图 3-3-2）。
【简易取法】如图所示，肚脐中央，即为此穴。

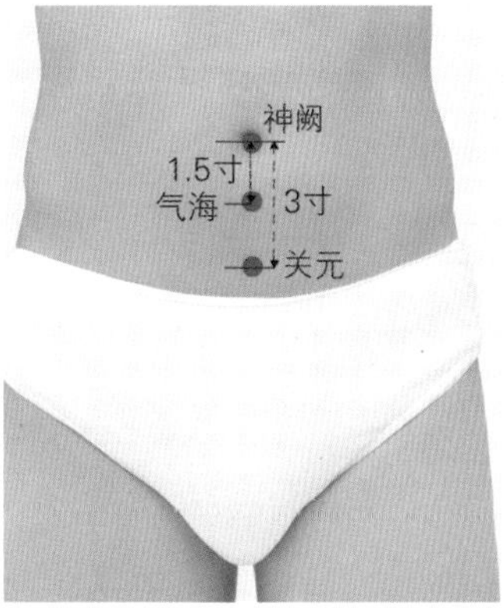

图 3-3-2　神阙、气海、关元

【穴位名称】气海 Qìhǎi
【所属经络】任脉
【位　　置】在下腹部，前正中线上，当脐中下 1.5 寸（图 3-3-2）。
【简易取法】如图所示，肚脐直下 1.5 寸，即为此穴。

【穴位名称】关元 Guānyuán
【所属经络】任脉
【位　　置】在下腹部，前正中线，当脐中下 3 寸（图 3-3-2）。
【简易取法】如图所示，肚脐直下 3 寸，即为此穴。

【穴位名称】鸠尾 Jiūwěi

【所属经络】任脉

【位　　置】在上腹部，前正中线上，当胸剑结合部下 1 寸（图 3–3–3）。

【简易取法】如图所示，前正中线上，从胸剑联合中点直下 1 寸，即为此穴。

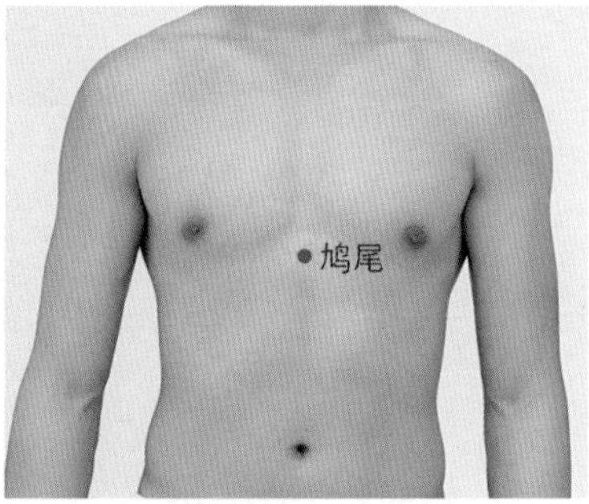

图 3-3-3　鸠尾

【穴位名称】膻中 Dànzhōng

【所属经络】任脉

【位　　置】在胸部，当前正中线上，平第 4 肋间，两乳头连线的中点（图 3–3–4）。

【简易取法】如图所示，前正中线，两乳头连线与前正中线的交点，即为此穴。

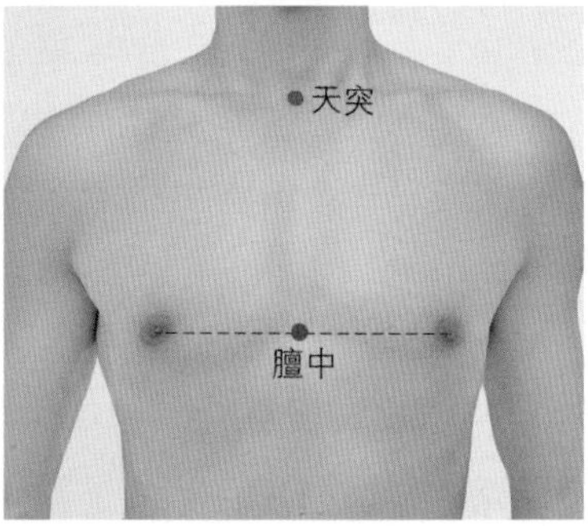

图 3-3-4　膻中

【穴位名称】承浆 Chéngjiāng

【所属经络】任脉

【位　　置】仰靠坐位，在面部，当颏唇沟的正中凹陷处（图 3–3–5）。

【简易取法】如图所示，颏唇沟的正中按压有凹陷处，即为此穴。

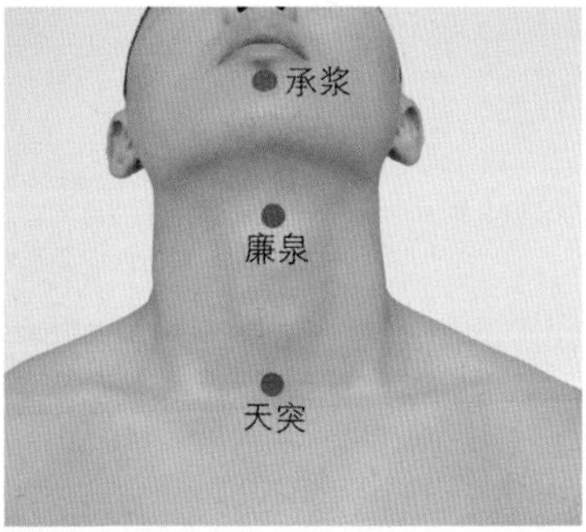

图 3-3-5　承浆、廉泉、天突

【穴位名称】廉泉 Liánquán

【所属经络】任脉

【位　　置】仰靠坐位，在颈部，当前正中线上，喉结上方，舌骨上缘凹陷处（图 3–3–5）。

【简易取法】如图所示，喉结往上推可触及一个凹陷，即为此穴。

【穴位名称】天突 Tiāntū
【所属经络】任脉
【位　　置】仰靠坐位，在颈部，当前正中线上，胸骨上窝中央（图 3–3–5）。
【简易取法】如图所示，胸骨上窝即为此穴。

（2）督脉

【穴位名称】命门 Mìngmén
【所属经络】督脉
【位　　置】在腰部，当后正中线上，第 2 腰椎棘突下凹陷处（图 3–3–6）。
【简易取法】如图所示，肚脐正对后背即为此穴。

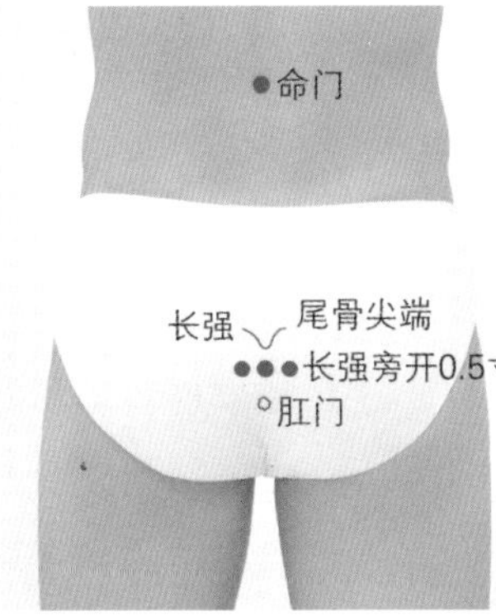

图 3-3-6　命门、长强

【穴位名称】长强 Chángqiáng
【所属经络】督脉
【位　　置】在尾骨端下，当尾骨端与肛门连线的中点处（图 3–3–6）。
【简易取法】如图所示，尾骨端与肛门连线的中点处，即为此穴。

【穴位名称】至阳 Zhìyáng
【所属经络】督脉
【位　　置】在背部，当后正中线，第 7 胸椎棘突下凹陷处（图 3–3–7）。
【简易取法】如图所示，两侧肩胛下角连线与后正中线相交处所在椎体为第 7 胸椎，该椎体棘突下凹陷处，即为此穴。

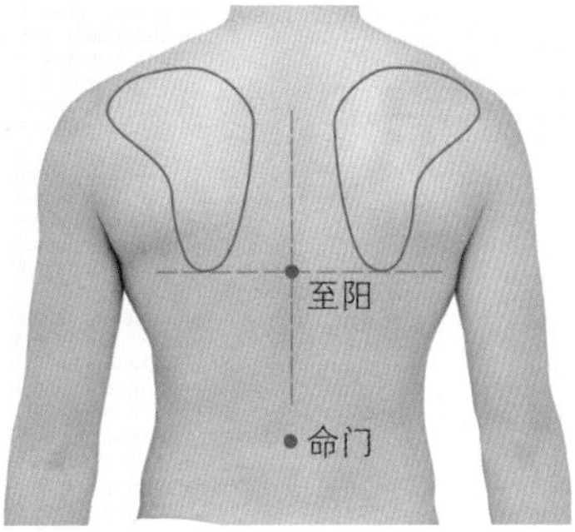

图 3-3-7　至阳

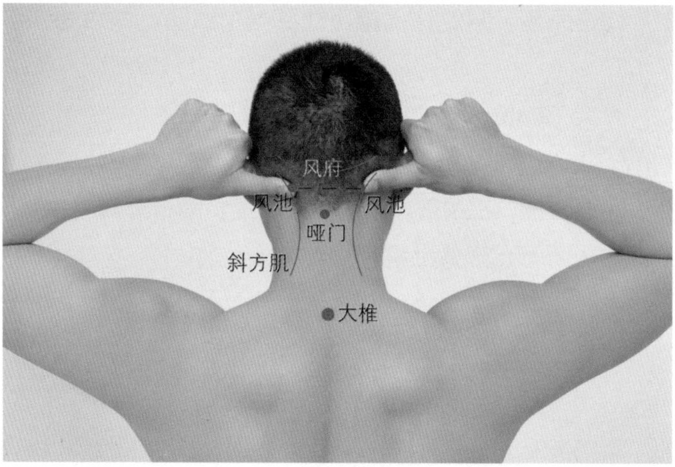

图 3-3-8　风府、哑门、大椎

【穴位名称】风府 Fēngfǔ

【所属经络】督脉

【位　　置】在项部，当后发际正中直上 1 寸，枕外隆凸直下，两侧斜方肌之间凹陷处（图 3–3–8）。

【简易取法】如图所示，在后发际线上一横指，可触及一凹陷，按压有酸痛感处，即为此穴。

【穴位名称】哑门 Yǎmén

【所属经络】督脉

【位　　置】在项部，当后发际正中直上 0.5 寸，第 1 颈椎下（图 3–3–8）。

【简易取法】如图所示，风府穴下 0.5 寸即为此穴。

【穴位名称】大椎 Dàzhuī

【所属经络】督脉

【位　　置】在后正中线，第 7 颈椎棘突下凹陷中（图 3–3–8）。

【简易取法】低头，最高凸起处直下凹陷处，即为此穴。

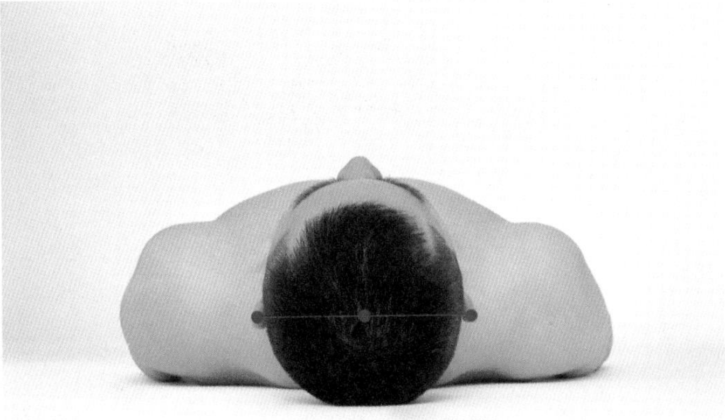

图 3-3-9　百会

【穴位名称】百会 Bǎihuì

【所属经络】督脉

【位　　置】在头部，当前发际正中直上 5 寸，或两耳尖连线的中点处（图 3-3-9）。

【简易取法】如图所示，两耳尖与头正中线相交处，即为此穴。

【穴位名称】水沟（人中）Shuǐgōu

【所属经络】督脉

【位　　置】在面部，当人中沟的上 1/3 与中 1/3 交点处（图 3-3-10）。

【简易取法】如图所示，面部人中沟的上 1/3 处，用力按压有酸胀感处，即为此穴。

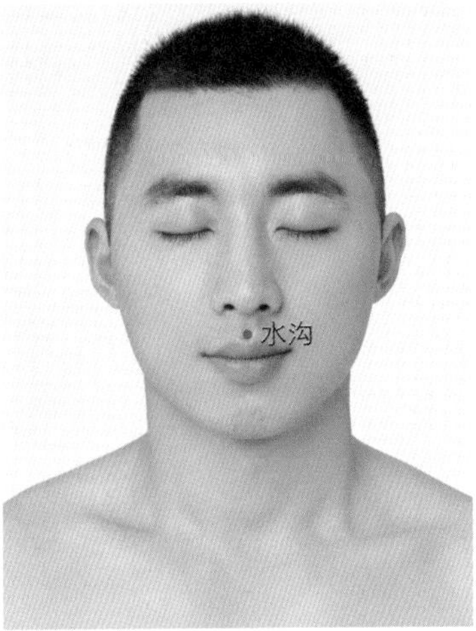

图 3-3-10　水沟

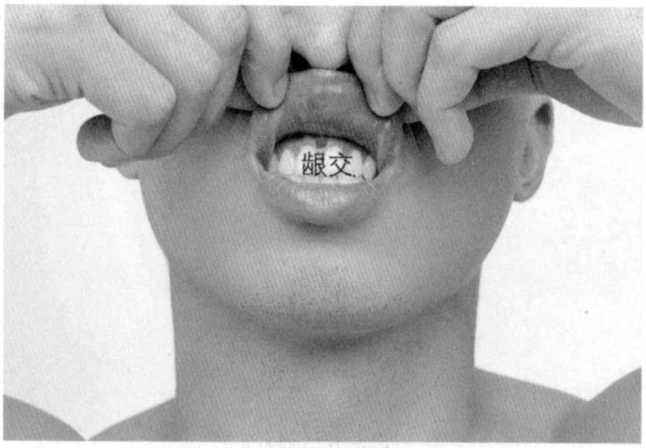

图 3-3-11　龈交

【穴位名称】龈交 Yínjiāo

【所属经络】督脉

【位　　置】在上唇内，唇系带与上齿龈的相接处（图 3–3–11）。

【简易取法】如图所示，提起上唇，上唇系带与上牙龈的交点，即为此穴。

（3）带脉

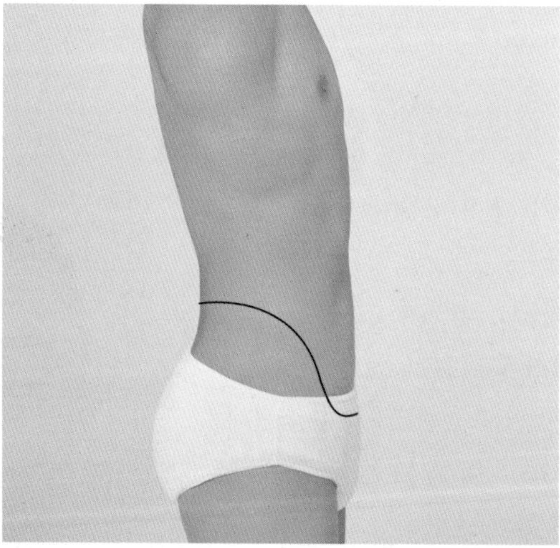

图 3-3-12　带脉

《难经·二十八难》："带脉者，起于季胁，回身一周。"带脉的循行路线较为简单，起于季胁部，横绕腰腹部一周，交会于足少阳经（图 3-3-12）。

（4）经外奇穴

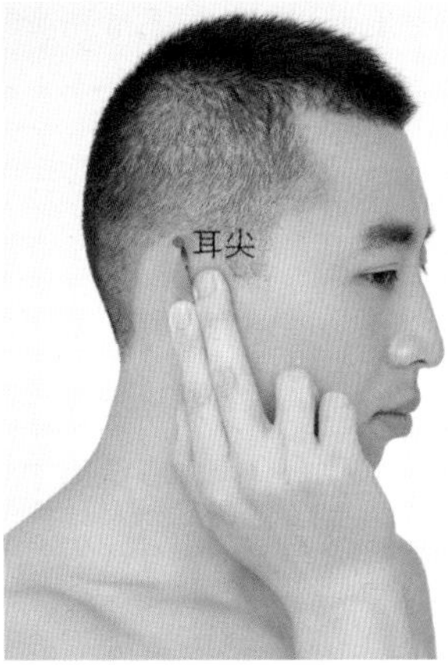

图 3-3-13　耳尖

【穴位名称】耳尖 Ěrjiān

【所属经络】经外奇穴

【位　　置】正坐或侧伏坐位，在耳郭的上方，当折耳向前，耳郭上方的尖端处（图 3–3–13）。

【简易取法】如图所示，折耳向前，耳郭上方的尖端处，即为此穴。

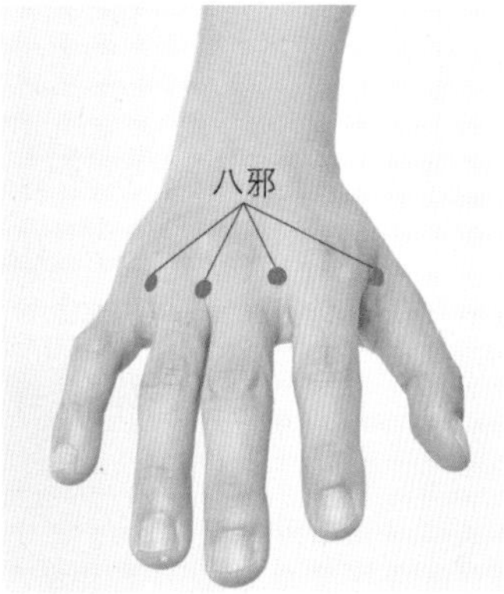

图 3-3-14　八邪

【穴位名称】八邪 Bāxié

【所属经络】经外奇穴

【位　　置】微握拳，在手背侧，第 1 至第 5 指间，指蹼缘后方赤白肉际处，左右共 8 个穴（图 3–3–14）。

【简易取法】如图所示，在手背侧，第 1 至第 5 指间，指蹼缘后方赤白肉际处，左右共 8 个穴。

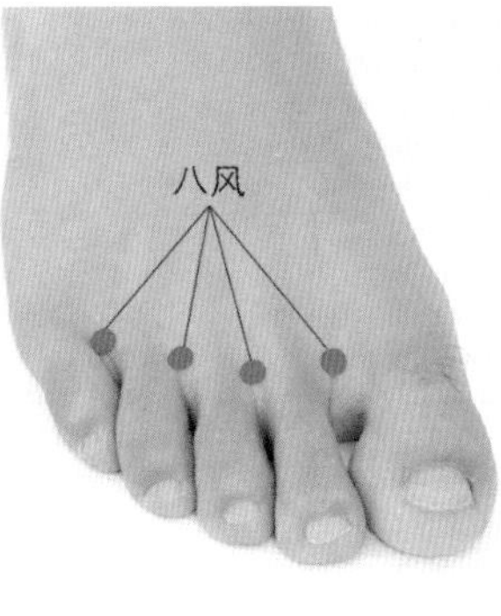

图 3-3-15　八风

【穴位名称】八风 Bāfēng

【所属经络】经外奇穴

【位　　置】正坐或仰卧位，在足背侧，第 1 至第 5 趾间，趾蹼缘后方赤白肉际处，一侧 4 穴，左右共 8 穴（图 3–3–15）。

【简易取法】如图所示，足五趾各趾间缝纹头处，即为此穴。

【穴位名称】十宣 Shíxuān

【所属经络】经外奇穴

【位　　置】在手十指尖端，距指甲游离缘 0.1 寸，左右共 10 穴（图 3–3–16）。

【简易取法】如图所示，手十指尖端，距指甲游离缘 0.1 寸，左右共 10 穴。

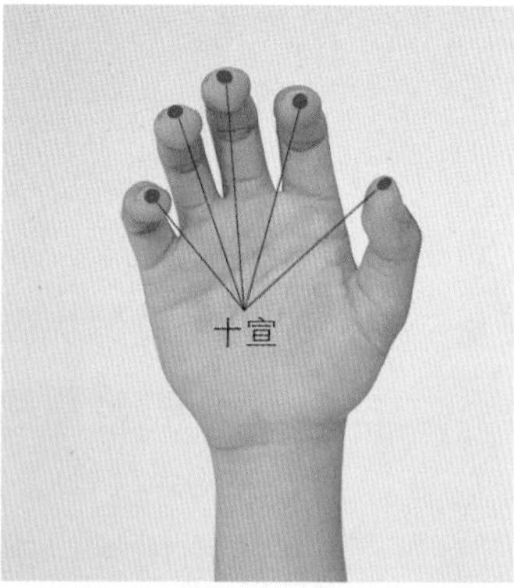

图 3-3-16　十宣

【穴位名称】气端 Qìduān

【所属经络】经外奇穴

【位　　置】在足十趾尖端，距趾甲游离缘 0.1 寸，左右共 10 穴（图 3–3–17）。

【简易取法】如图所示，足十趾尖端，距趾甲游离缘 0.1 寸，左右共 10 穴。

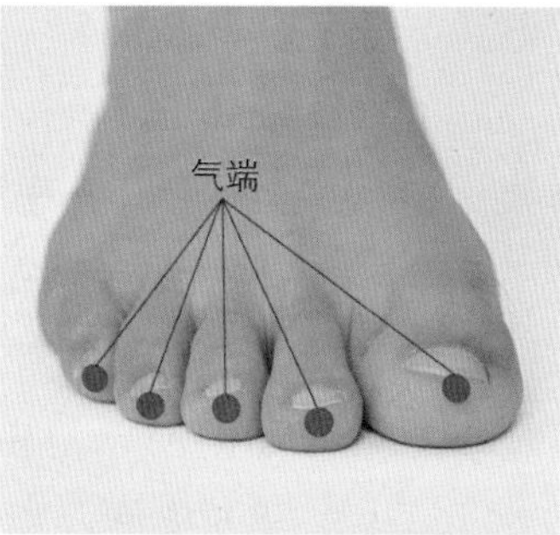

图 3-3-17　气端

【穴位名称】大骨空 Dàgǔkōng

【所属经络】经外奇穴

【位　　置】拇指背面，指关节的中点处（图 3–3–18）。

【简易取法】如图所示，拇指背面，指关节的中点处。

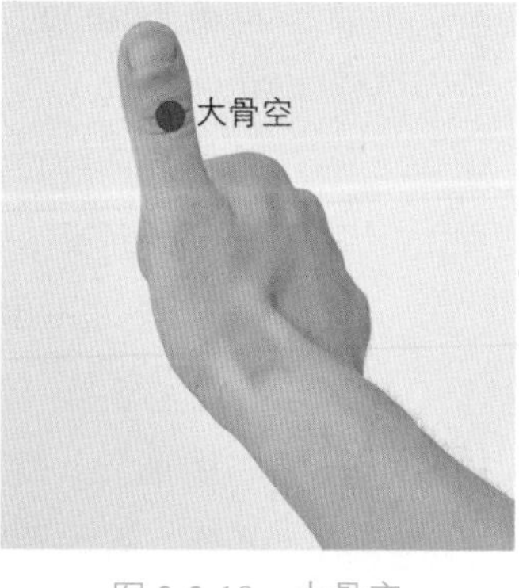

图 3-3-18　大骨空

4. 头手足经络（同气）

	头（天）	手（人）	足（地）
厥阴	头顶（百会）	劳宫	太冲
阳明	面额	合谷	陷谷
太阳	头后	后溪	申脉
少阳	头两侧	中渚	足临泣

<table>
<tr><th></th><th>头（天）</th><th>手（人）</th><th>足（地）</th></tr>
<tr><td>厥阴</td><td>头顶（百会）
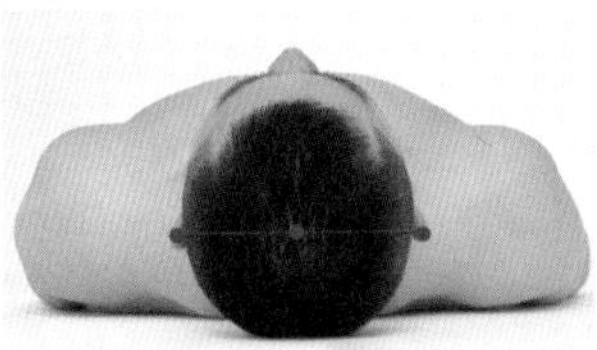
两耳尖连线中点（头顶）</td><td>劳宫
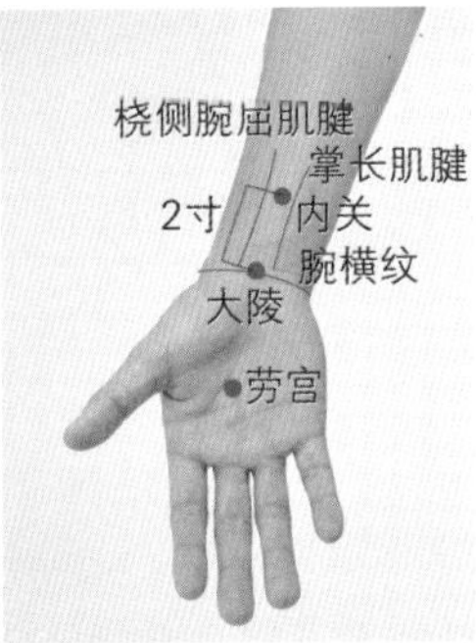
</td><td>太冲
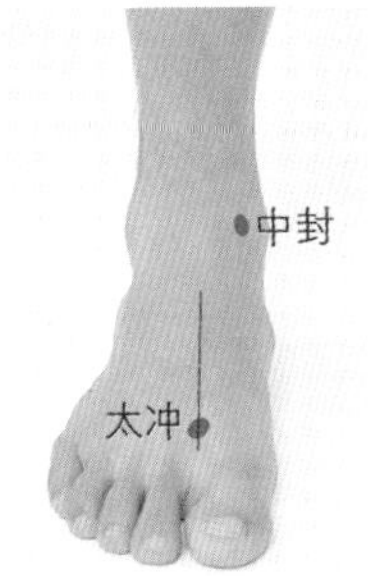
</td></tr>
</table>

<table>
<tr><th></th><th>头（天）</th><th>手（人）</th><th>足（地）</th></tr>
<tr><td>阳明</td><td>面额
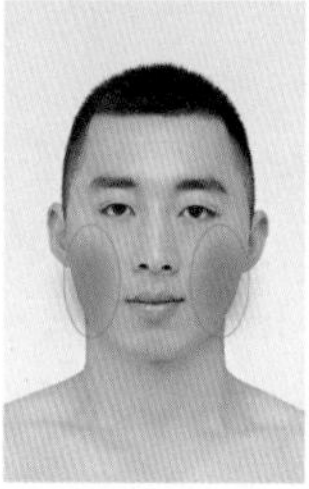</td><td>合谷
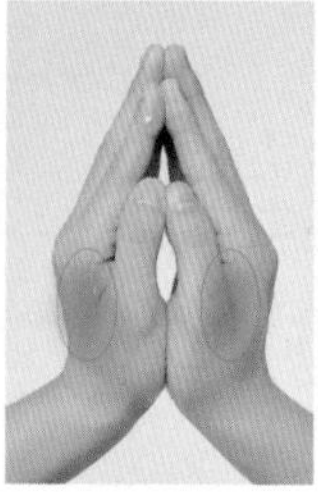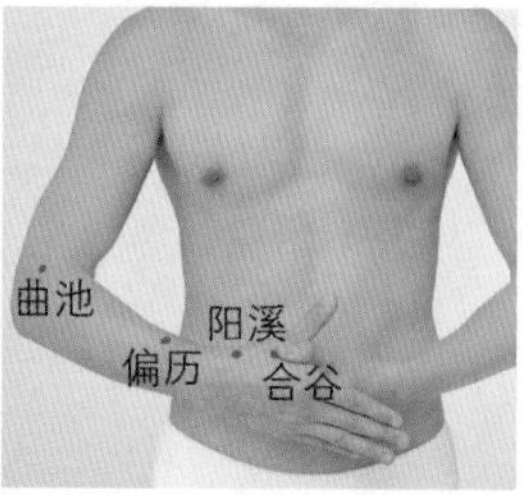</td><td>陷谷
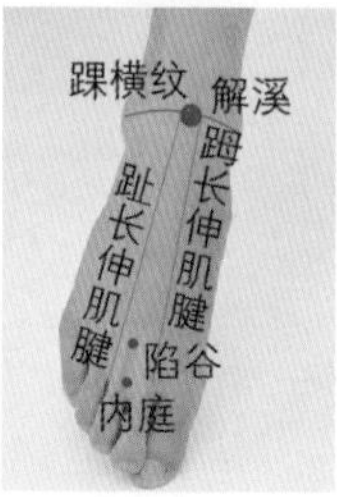</td></tr>
<tr><td>太阳</td><td>头后
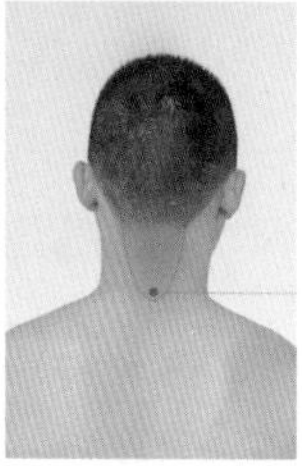</td><td>后溪
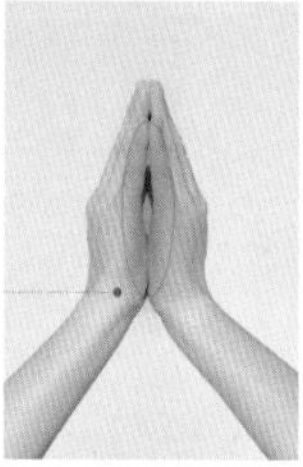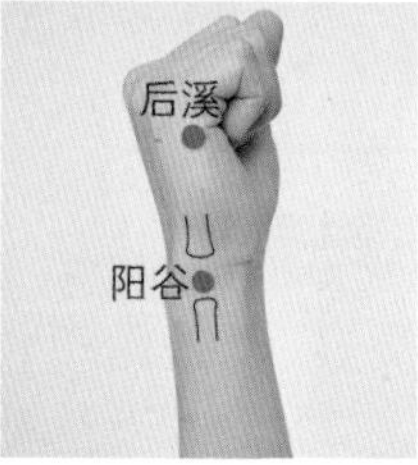</td><td>申脉
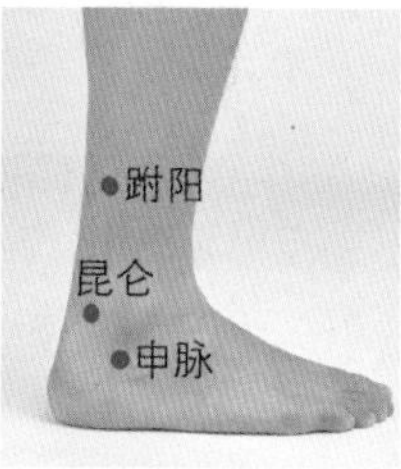</td></tr>
<tr><td>少阳</td><td>头两侧
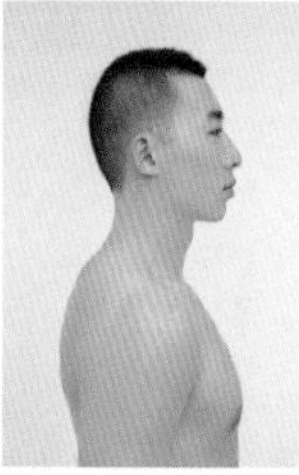</td><td>中渚
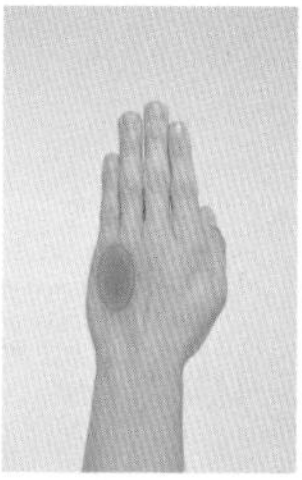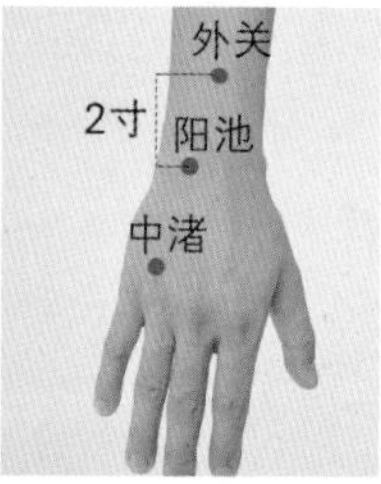</td><td>足临泣
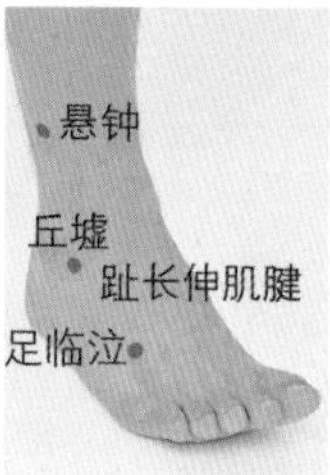</td></tr>
</table>

5. 手（掌）头同气

中指指尖对应头顶部，属厥阴经。

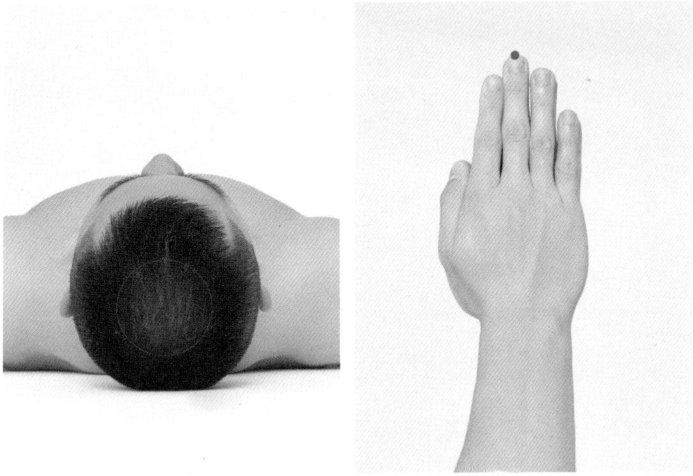

食指侧面对应额部，属阳明。

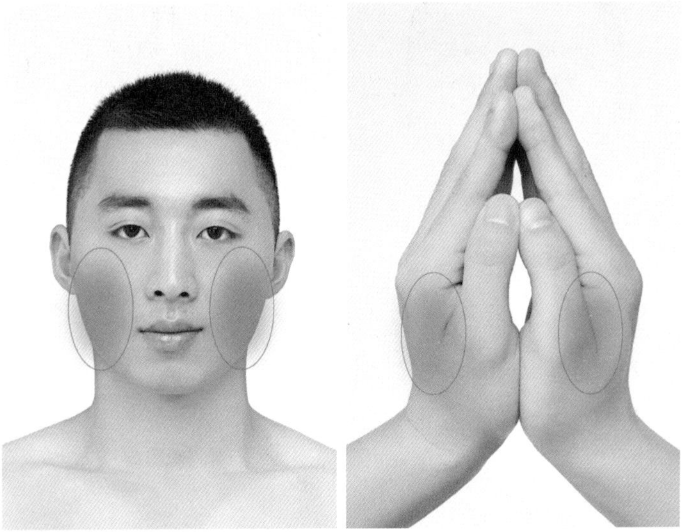

手背对应头的侧面，属少阳。

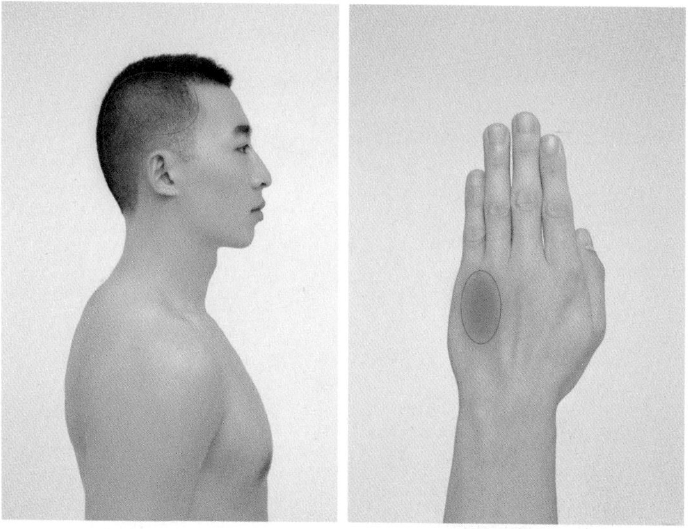

拇指（背侧）对应鼻，属太阴。

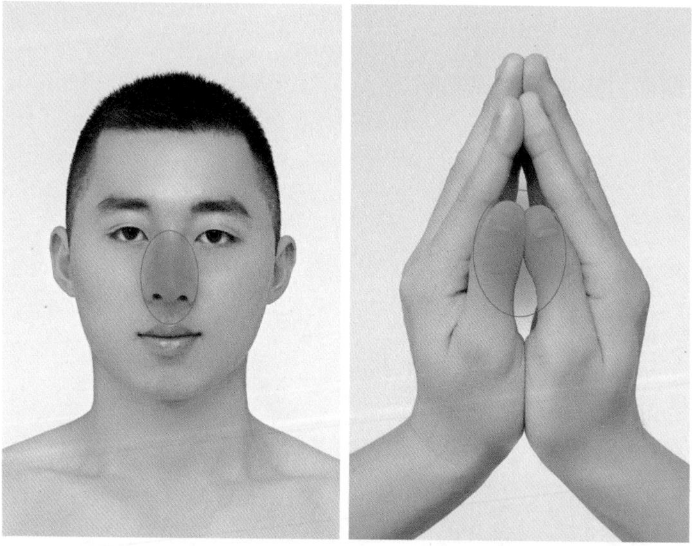

6.颈项经络（同气）

	颈项	手	足
督脉	风府—大椎	后溪	申脉
任脉	廉泉—天突	列缺	照海
太阳	天柱—大杼	阳谷	昆仑
少阳	风池、翳风—肩井	阳池	丘墟
阳明	人迎—缺盆	阳溪	解溪

<table>
<tr><th></th><th>颈项</th><th>手</th><th>足</th></tr>
<tr><td>督脉</td><td>风府—大椎
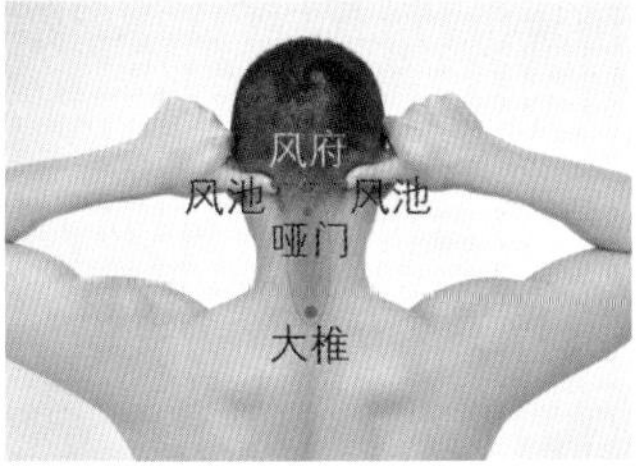
</td><td>后溪
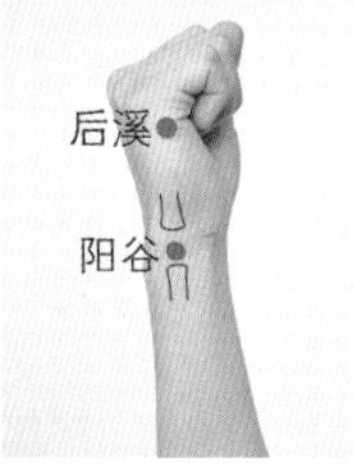
</td><td>申脉
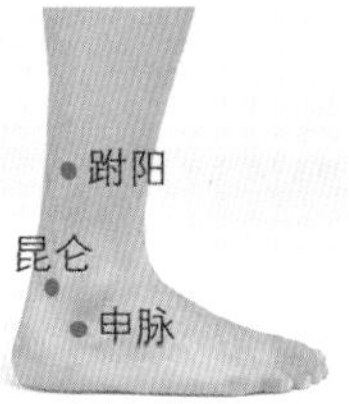
</td></tr>
<tr><td>任脉</td><td>廉泉—天突
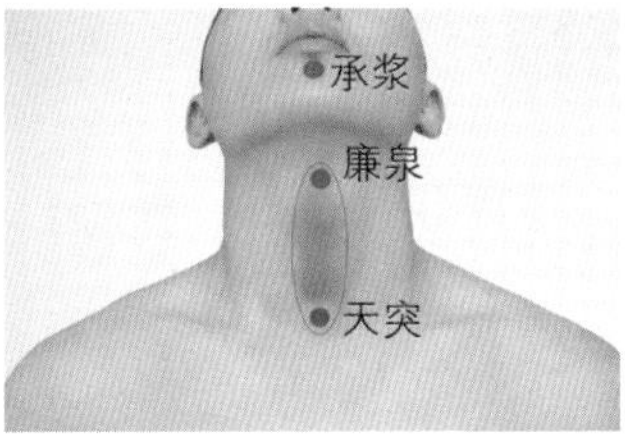
</td><td>列缺
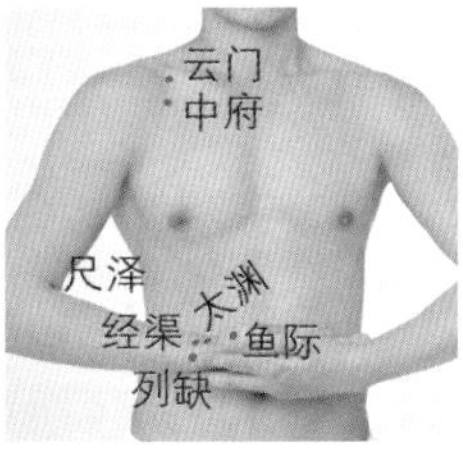
</td><td>照海
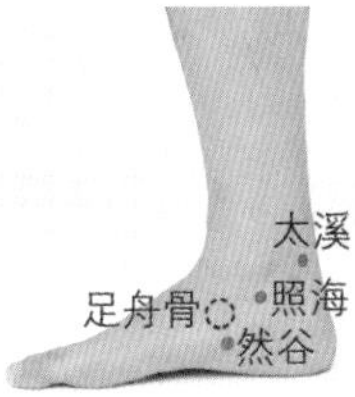
</td></tr>
</table>

	颈项	手	足
太阳	天柱—大杼 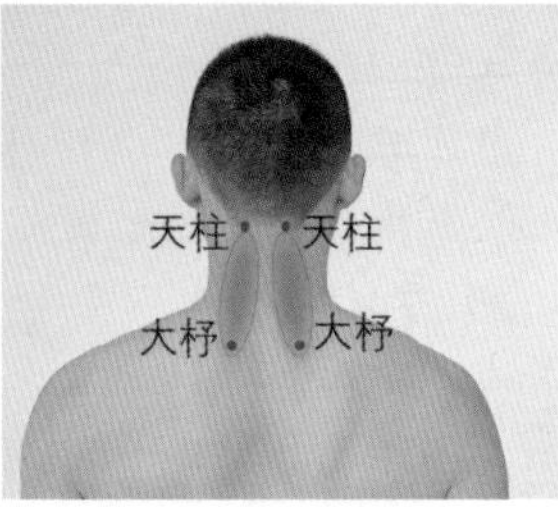	阳谷 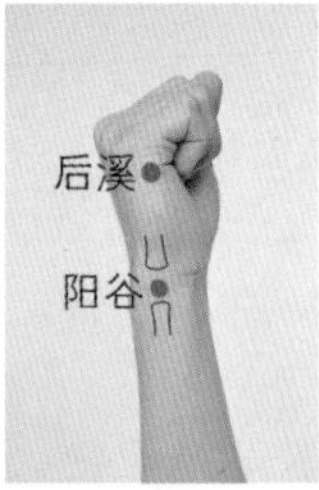	昆仑 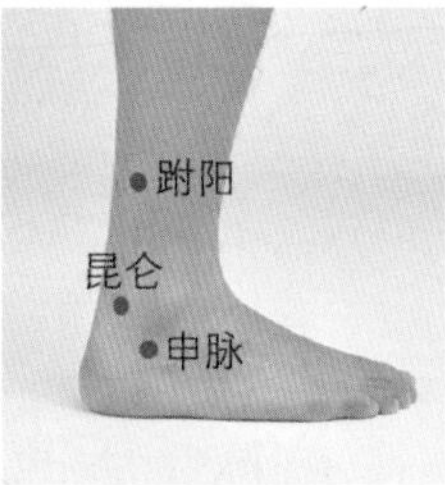
少阳	风池、翳风—肩井 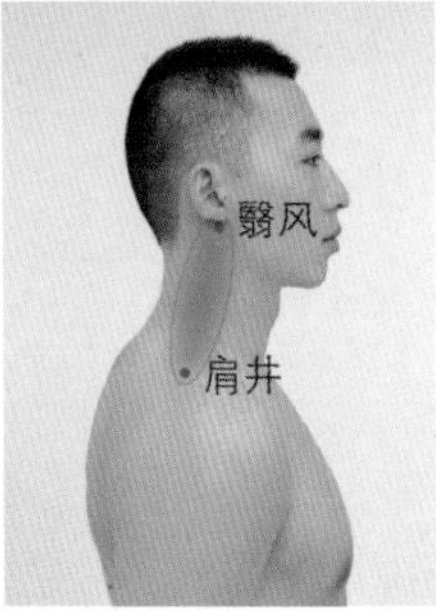	阳池 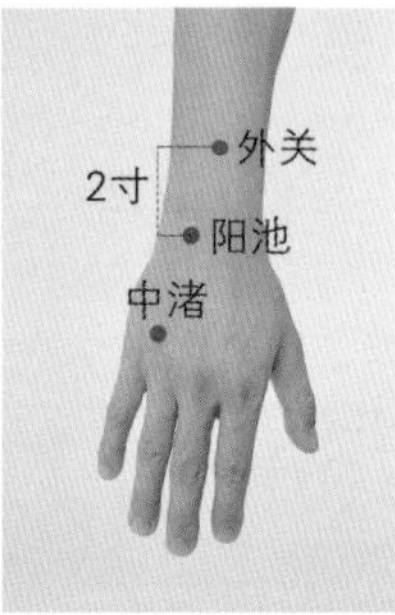	丘墟 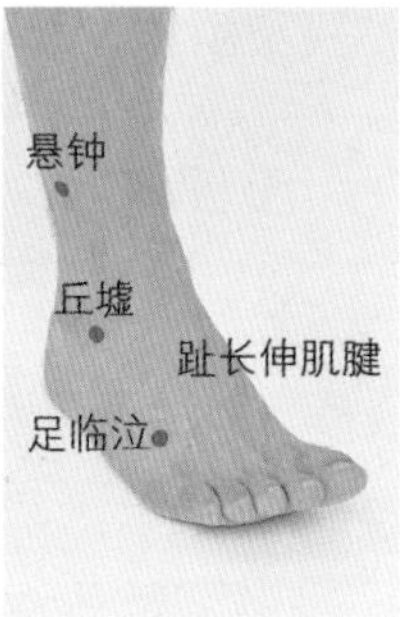
阳明	人迎—缺盆 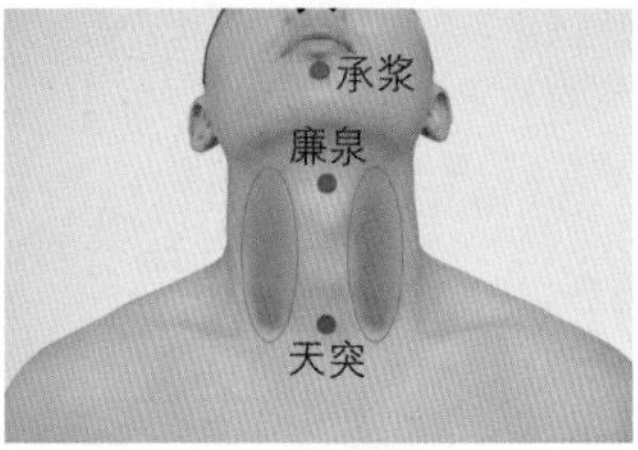 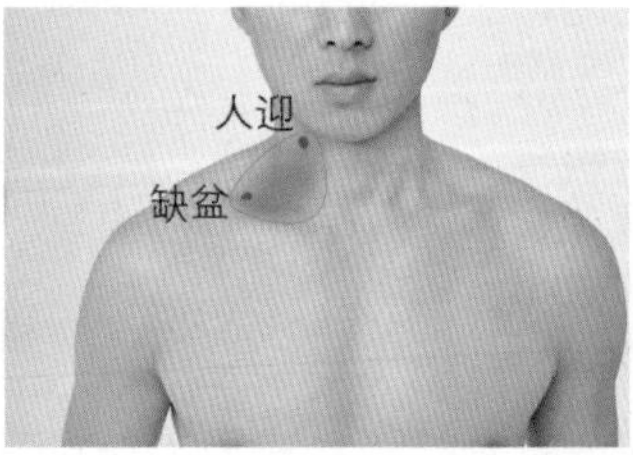	阳溪 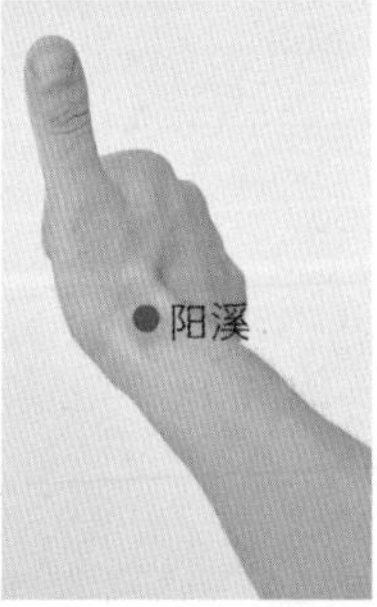	解溪 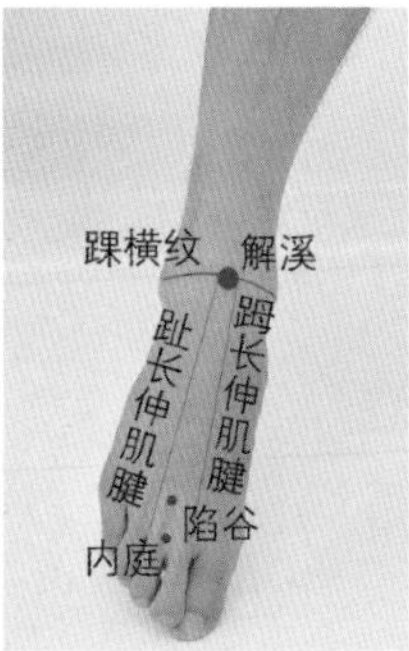

7. 肩部经络（同气）

	肩	手	足
阳明	肩髃	偏历	下巨虚
少阳	肩髎	外关	悬钟
太阳	天宗（胸椎 1—7）	支正	跗阳
太阴	肩前（云门、中府）	经渠	三阴交
厥阴	腋前大筋	内关	三阴交
少阴	腋下（极泉）	通里	三阴交

	肩	手	足
阳明	肩髃 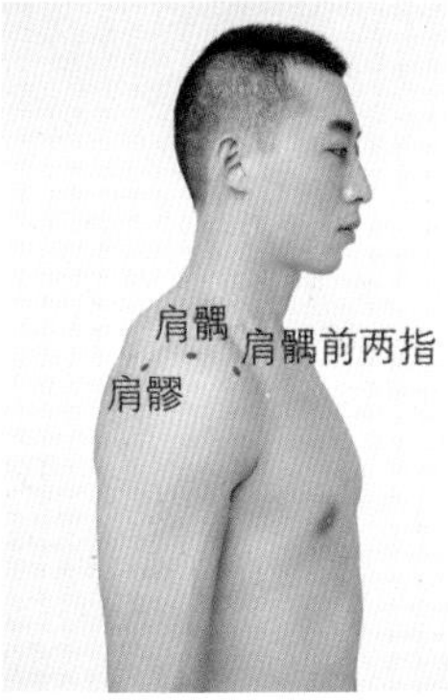 	偏历 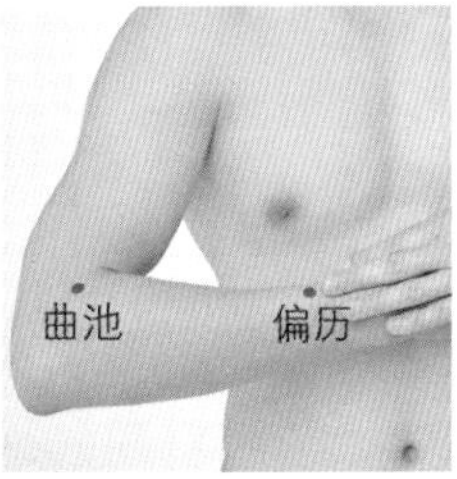 	下巨虚 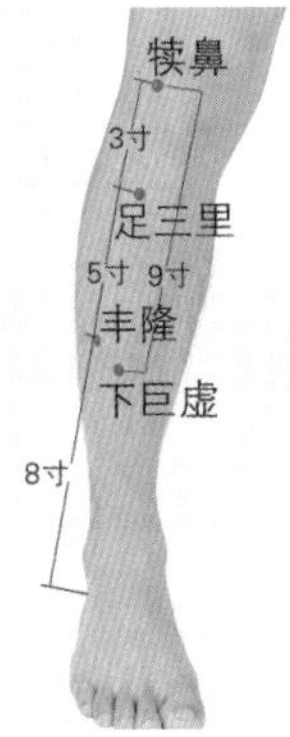

<table>
<tr><th></th><th>肩</th><th>手</th><th>足</th></tr>
<tr><td>少阳</td><td>肩髎
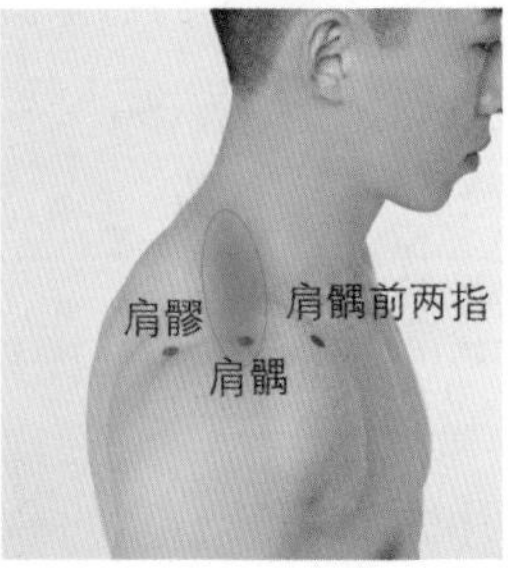
</td><td>外关
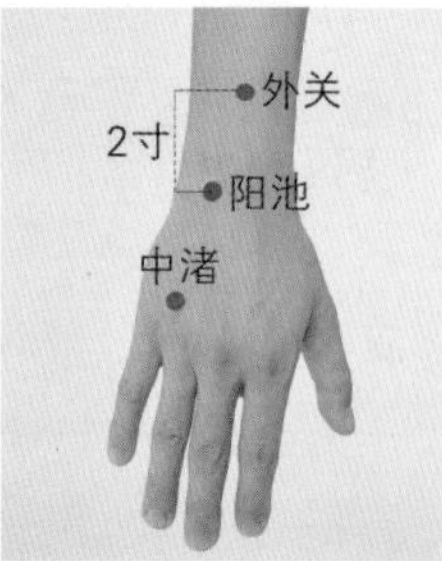
</td><td>悬钟
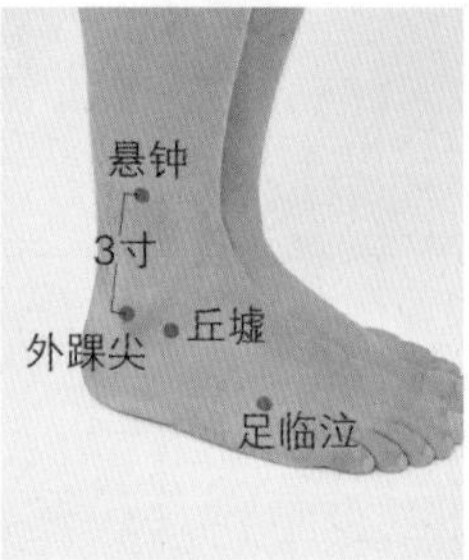
</td></tr>
<tr><td>太阳</td><td>天宗（胸椎 1—7）
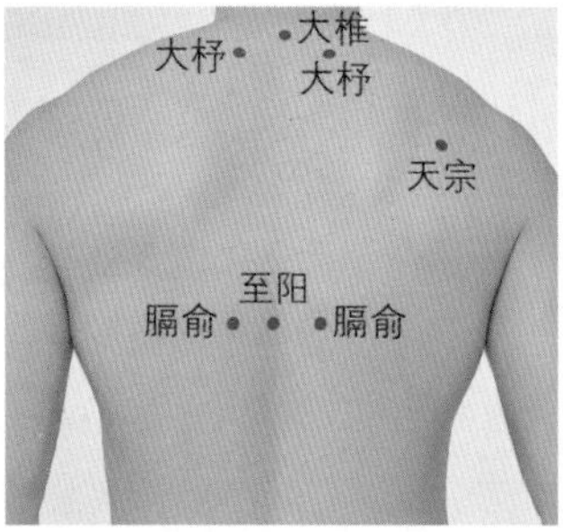
</td><td>支正
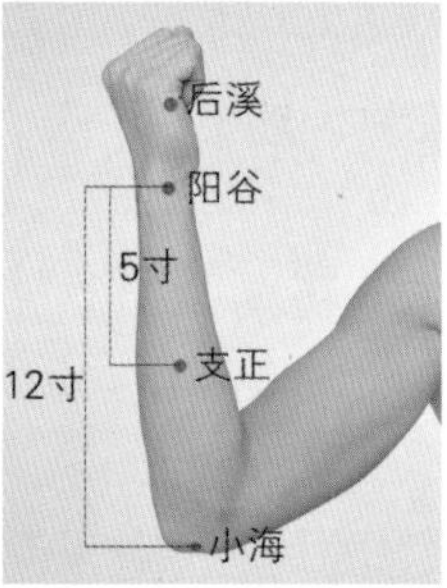
</td><td>跗阳
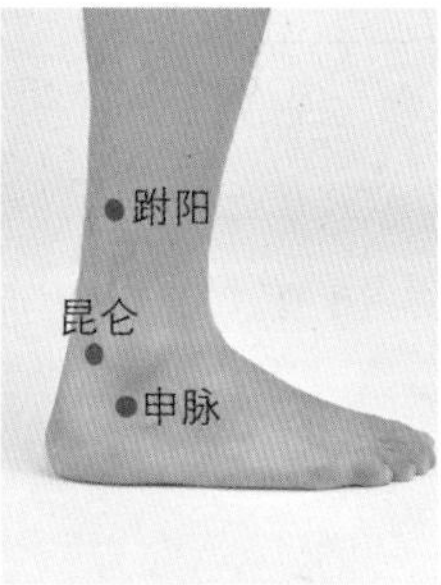
</td></tr>
<tr><td>太阴</td><td>肩前（云门、中府）
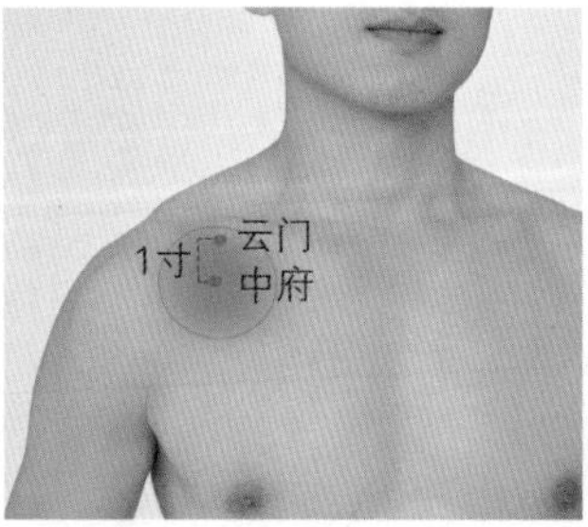
</td><td>经渠
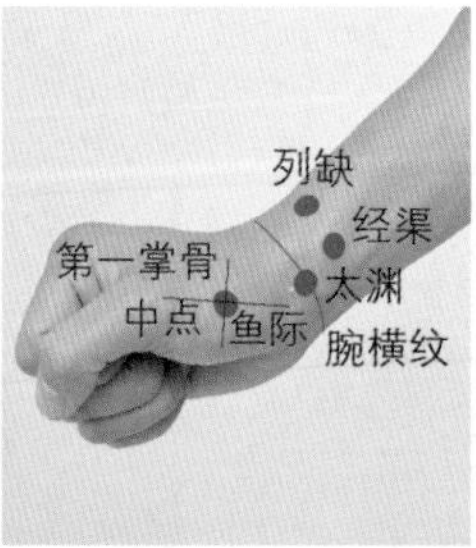
</td><td>三阴交
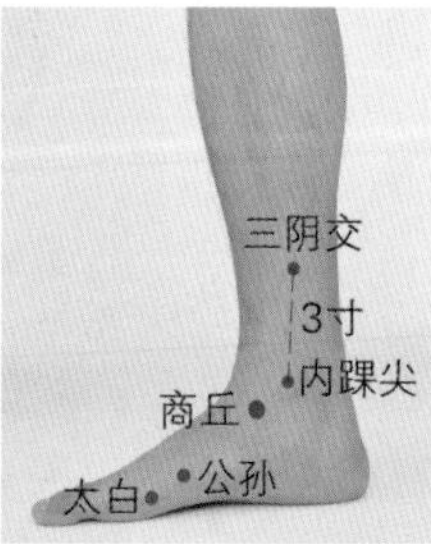
</td></tr>
</table>

	肩	手	足
厥阴	腋前大筋 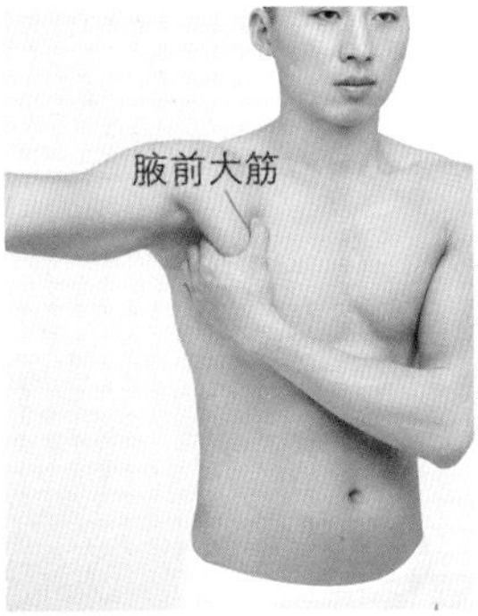	内关 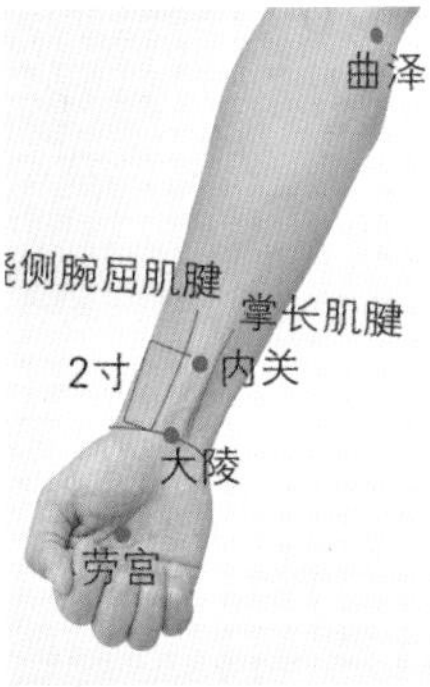	三阴交 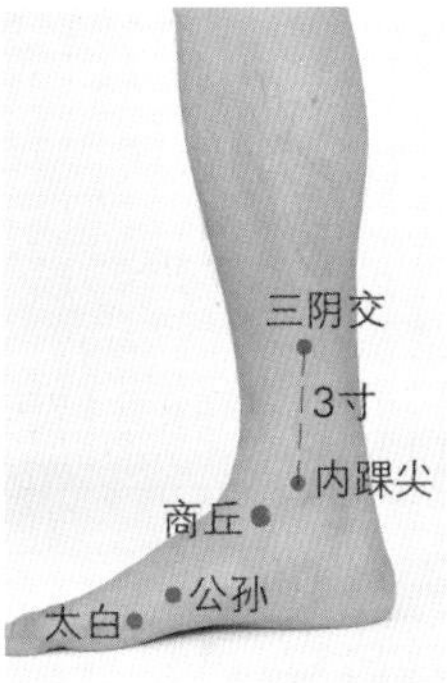
少阴	腋下（极泉） 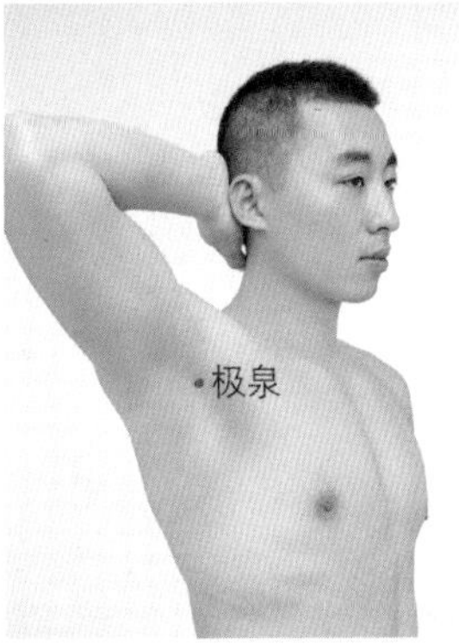	通里 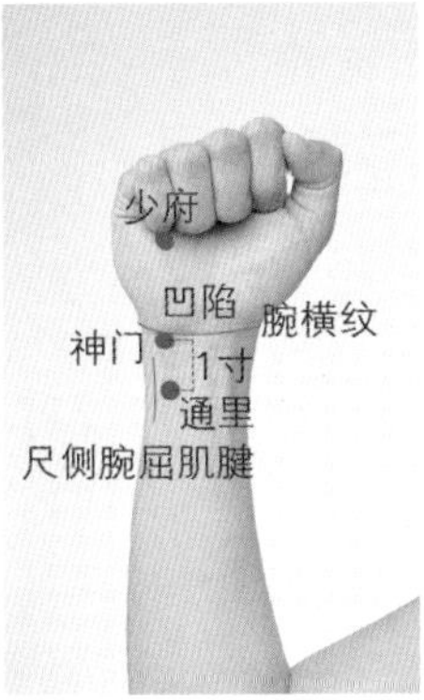	三阴交 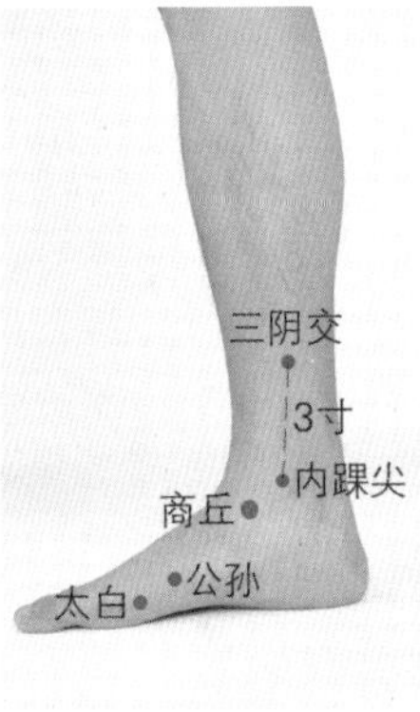

8. 腰部经络（同气）

	手	足
太阳	小海	委中
少阳（胸 12—腰 1）	天井	阳陵泉

<table>
<tr><th></th><th>腰</th><th>手</th><th>足</th></tr>
<tr><td>太阳</td><td>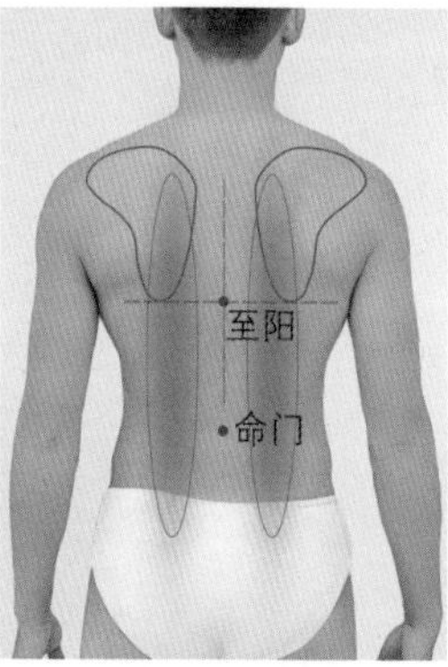
</td><td>小海
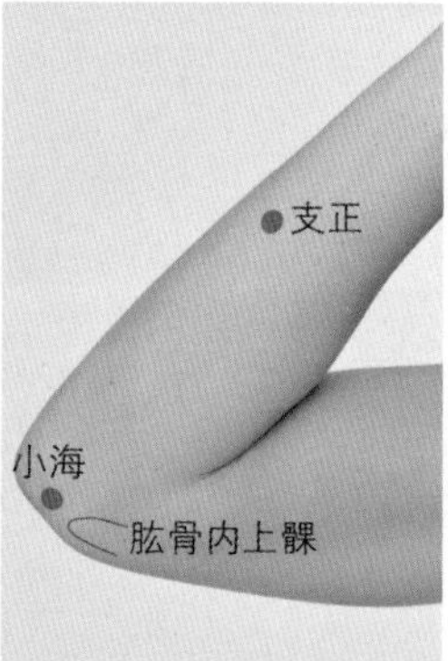
</td><td>委中
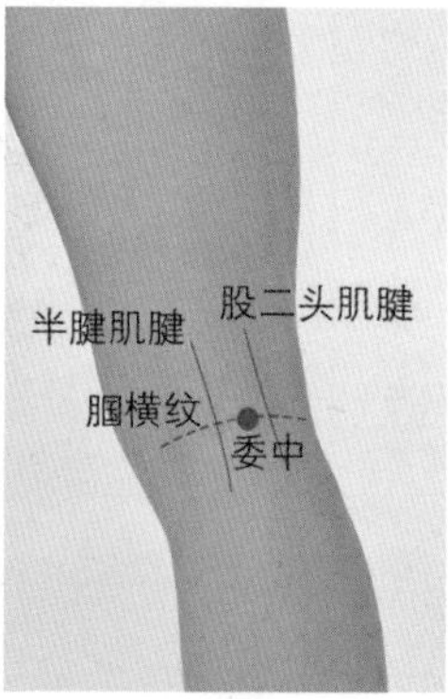
</td></tr>
<tr><td>少阳（胸 12—腰 1）</td><td>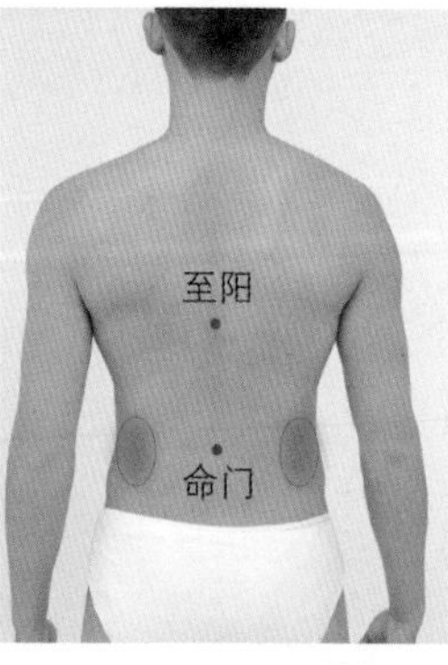
</td><td>天井
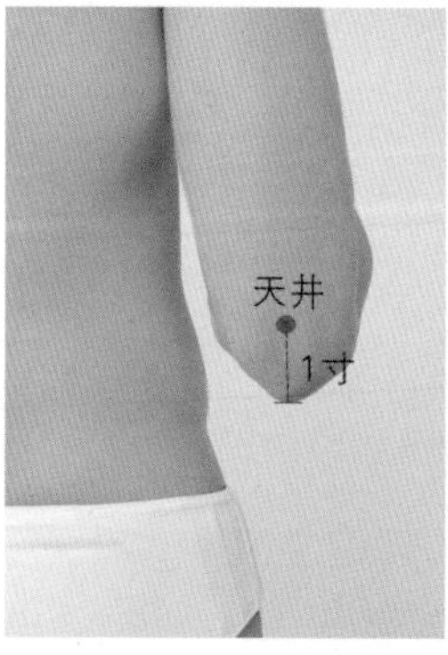
</td><td>阳陵泉
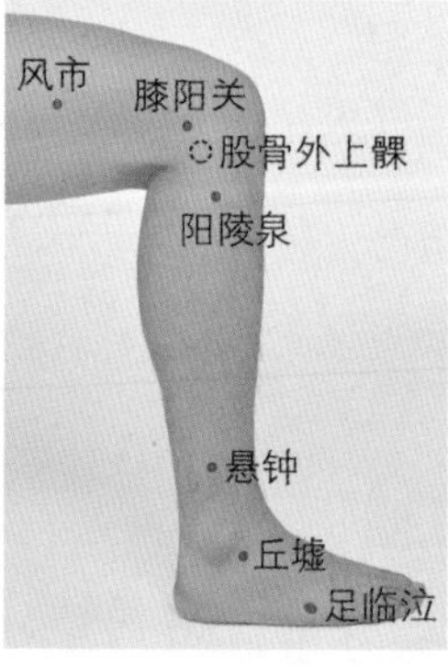
</td></tr>
</table>

9. 三焦经络（同气）

（1）上焦（天突—鸠尾）经络（同气）

	手	足
厥阴	内关	三阴交
阳明	偏历	下巨虚
少阴	通里	三阴交
太阴	经渠	三阴交

	区域	手	足
厥阴	上焦首选厥阴 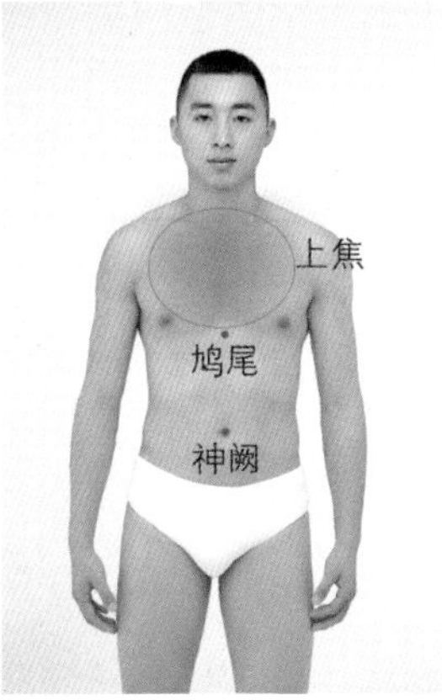	内关 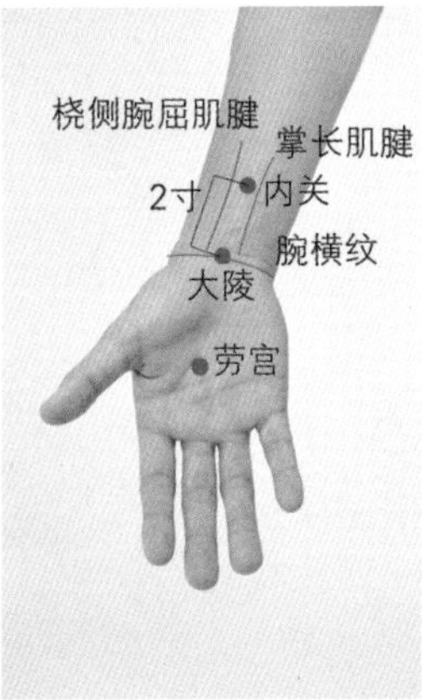	三阴交 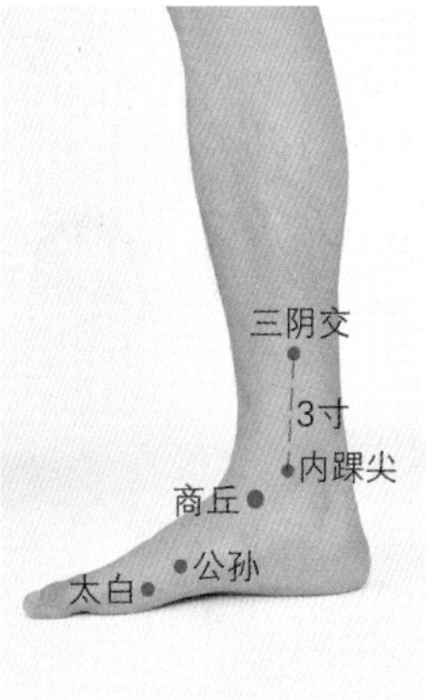

	区域	手	足
阳明	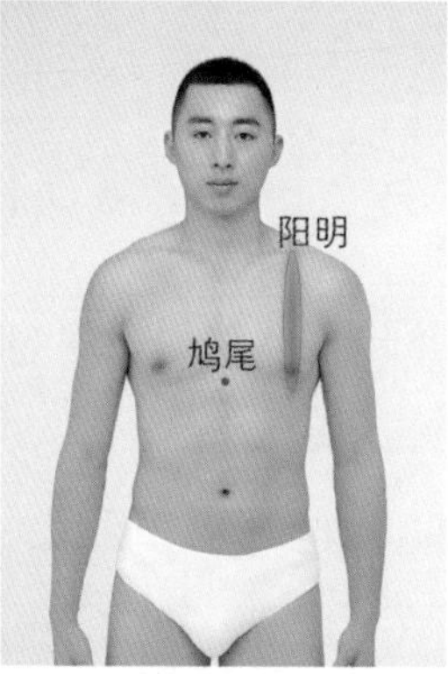	偏历 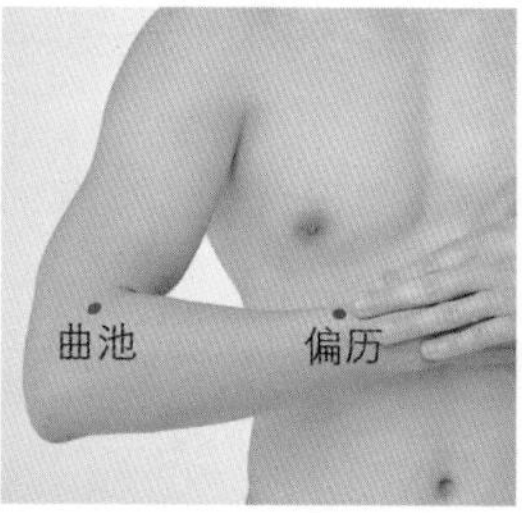	下巨虚 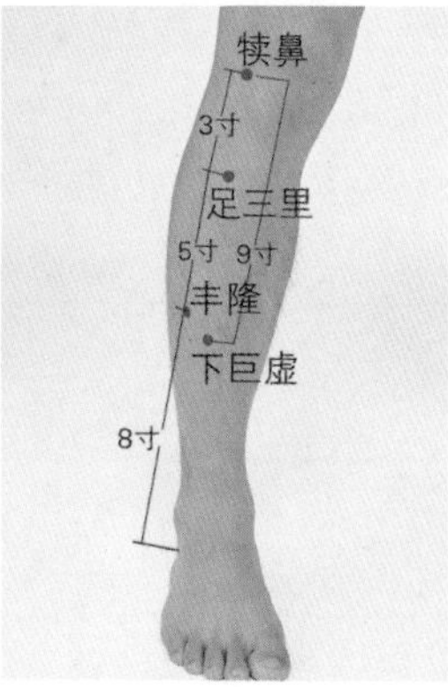
少阴	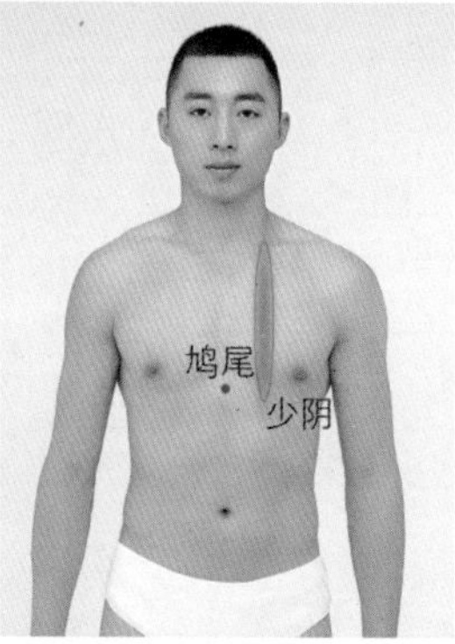	通里 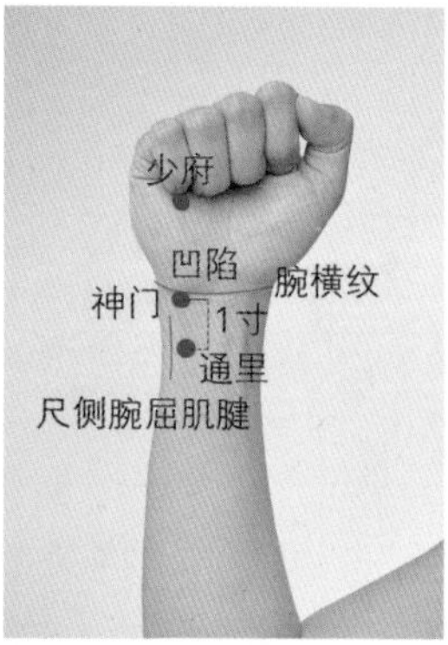	三阴交 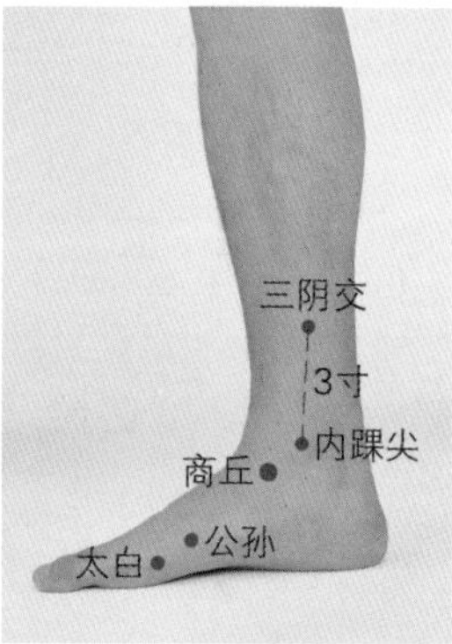
太阴	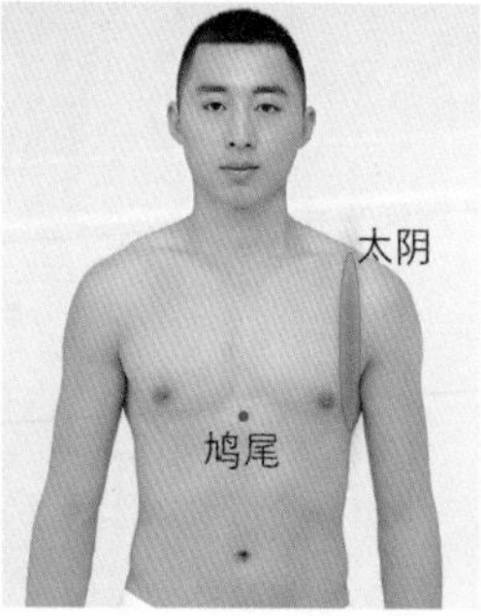	经渠 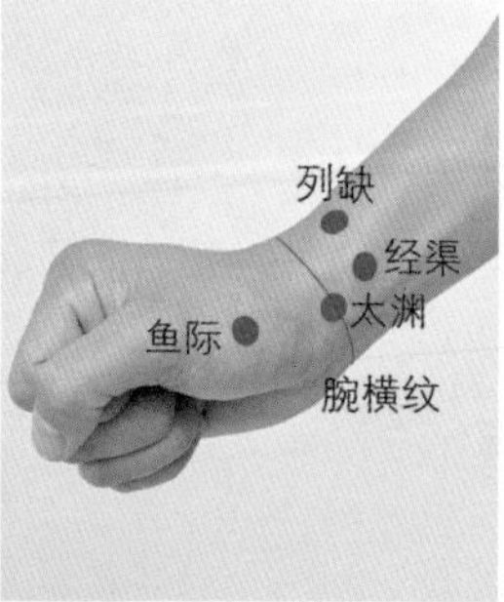	三阴交 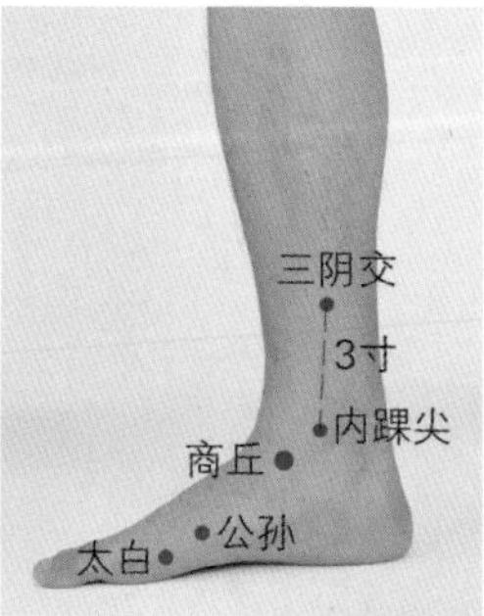

（2）中焦（鸠尾—神阙）经络（同气）

	手	足
阳明	曲池	足三里
少阴	少海	阴谷
太阴	尺泽	阴陵泉
厥阴	曲泽	曲泉
少阳	天井	阳陵泉

<table>
<tr><th></th><th>区域</th><th>手</th><th>足</th></tr>
<tr><td>阳明</td><td>中焦首选阳明
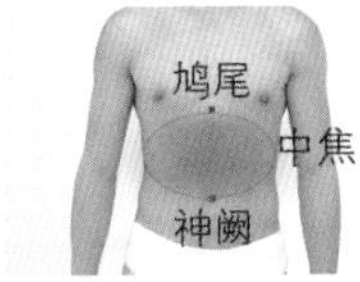

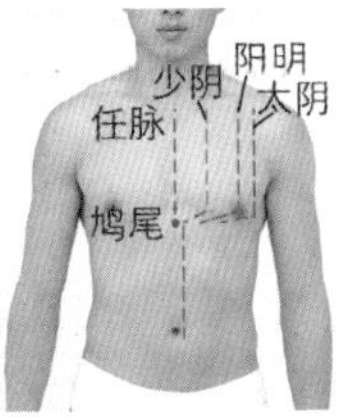

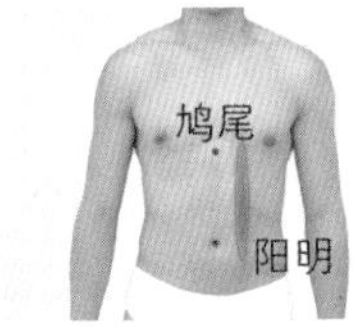

</td><td>曲池
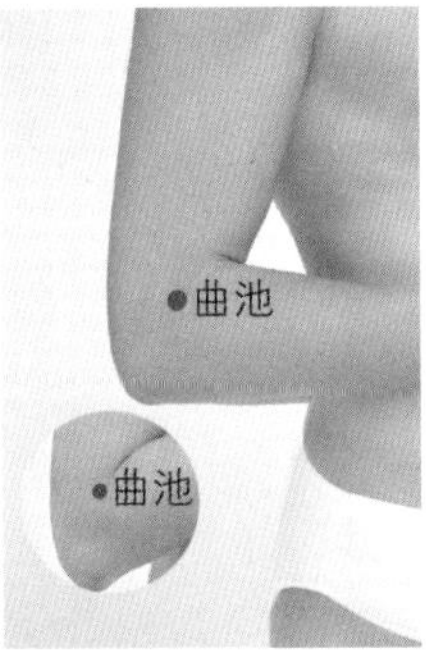

</td><td>足三里
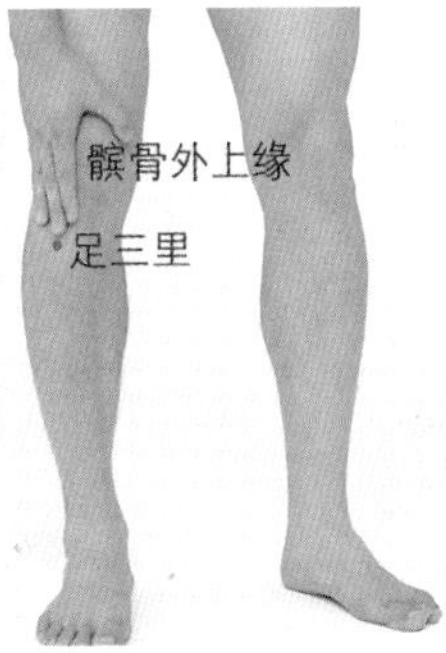

</td></tr>
</table>

	区域	手	足
少阴	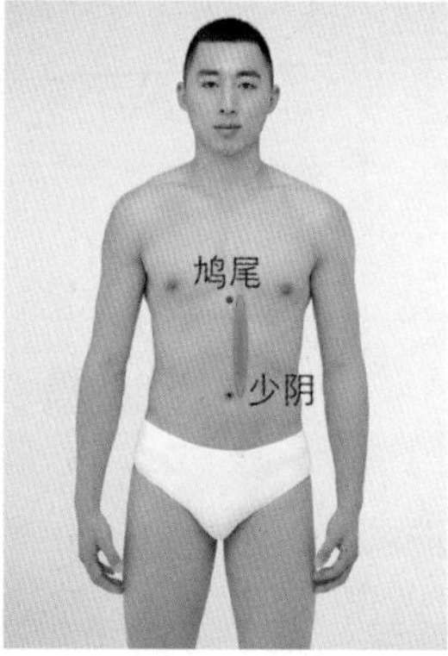	少海 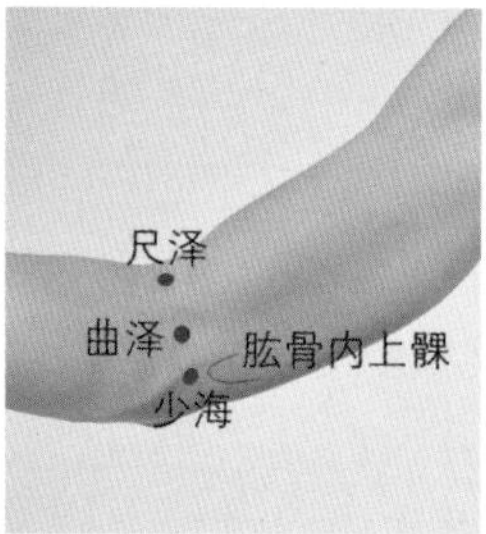	阴谷 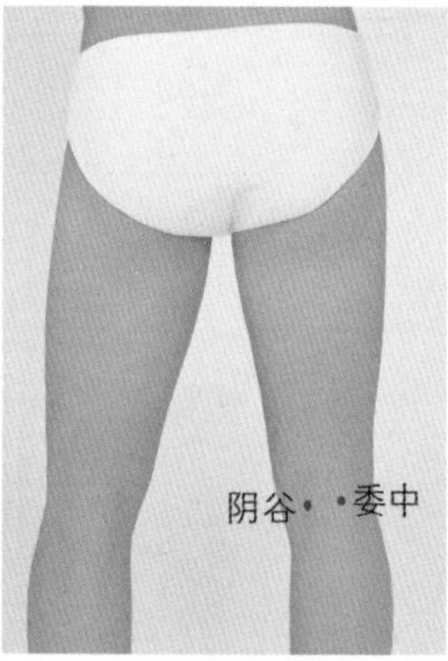
太阴	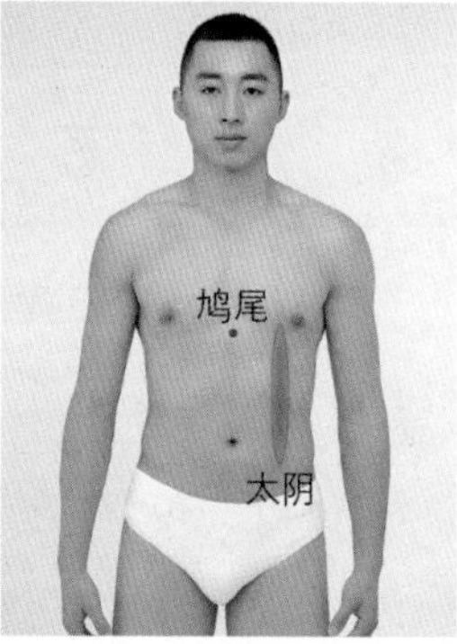	尺泽 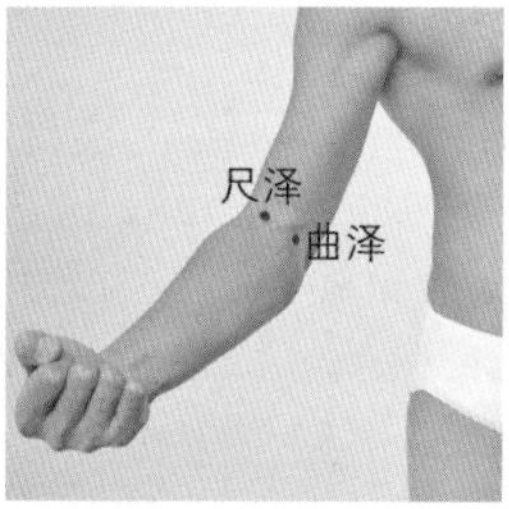	阴陵泉 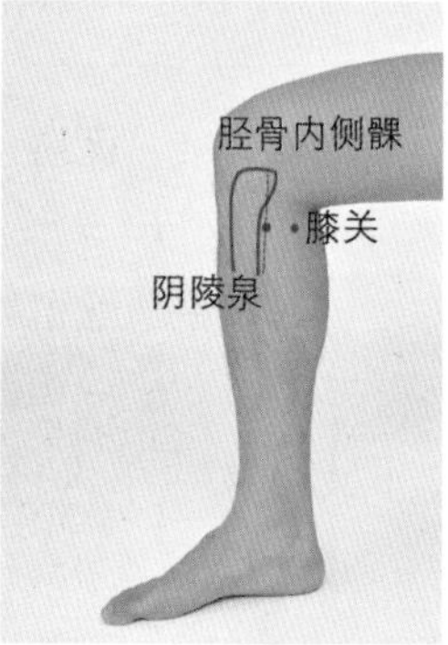
厥阴	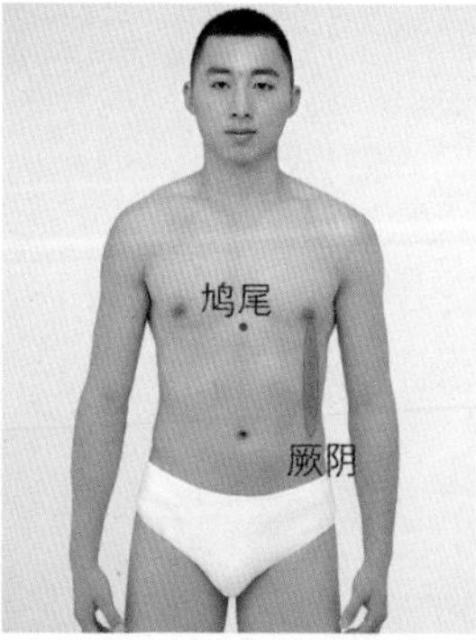	曲泽 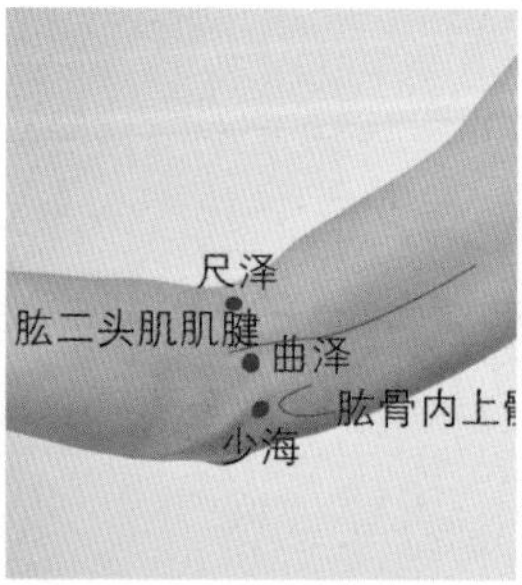	曲泉 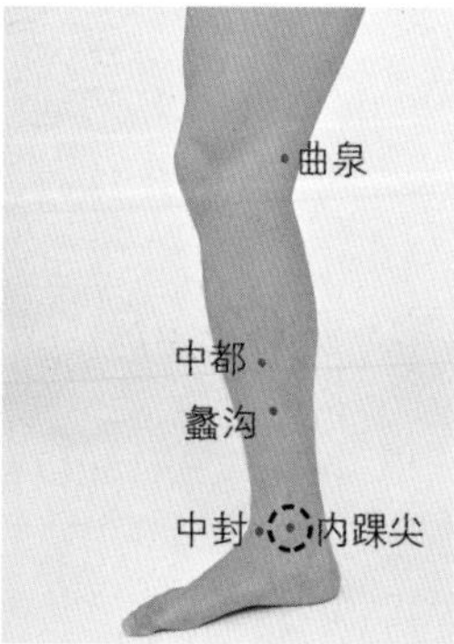

<table>
<tr><th></th><th>区域</th><th>手</th><th>足</th></tr>
<tr><td>少阳</td><td>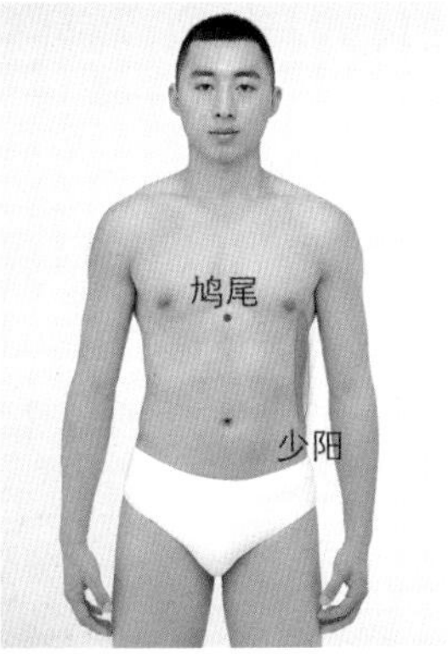</td><td>天井
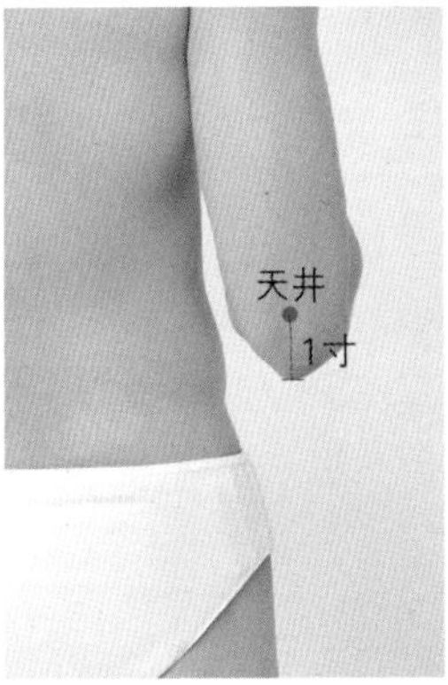</td><td>阳陵泉
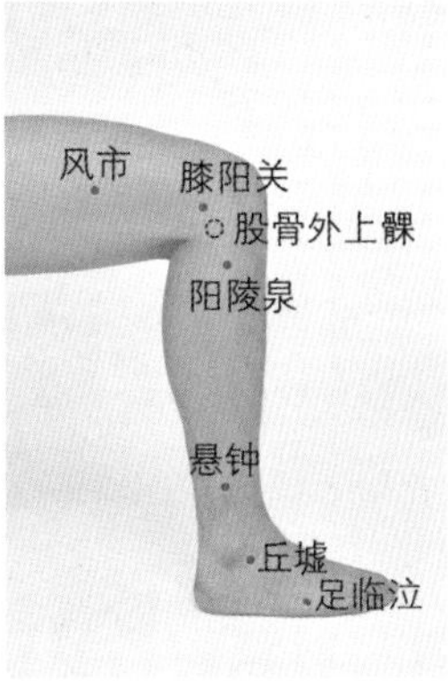</td></tr>
</table>

（3）下焦（腰 1—腰 5）经络（同气）

	手	足
少阴	通里	太溪
厥阴	大陵	中封
太阴	太渊	商丘
阳明	阳溪	解溪
少阳	阳池 / 中渚	丘墟 / 足临泣

	区域	手	足
少阴	下焦首选少阴 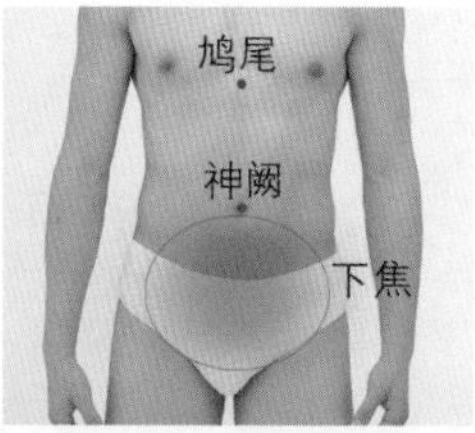 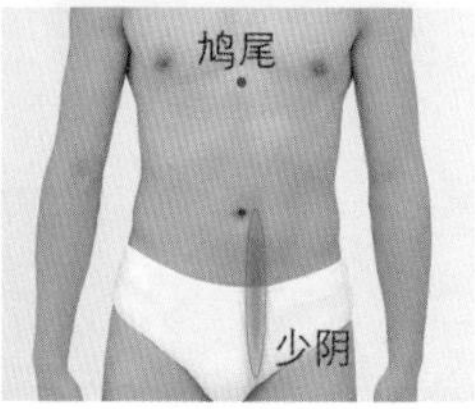	通里 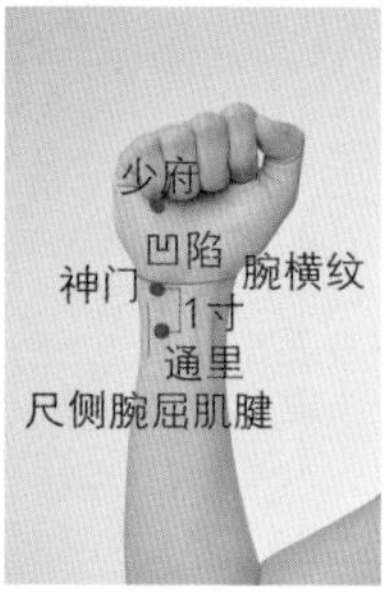	太溪 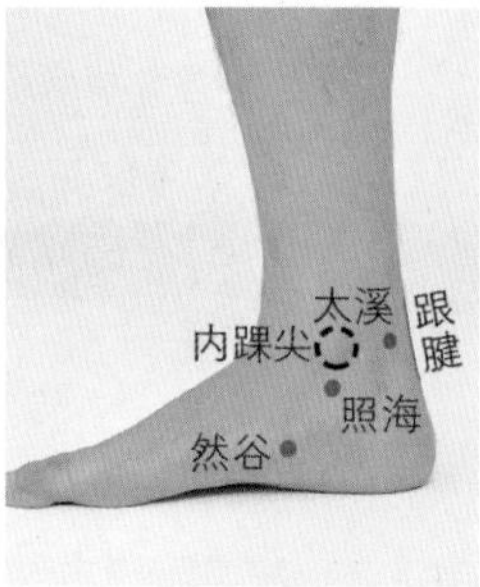
厥阴	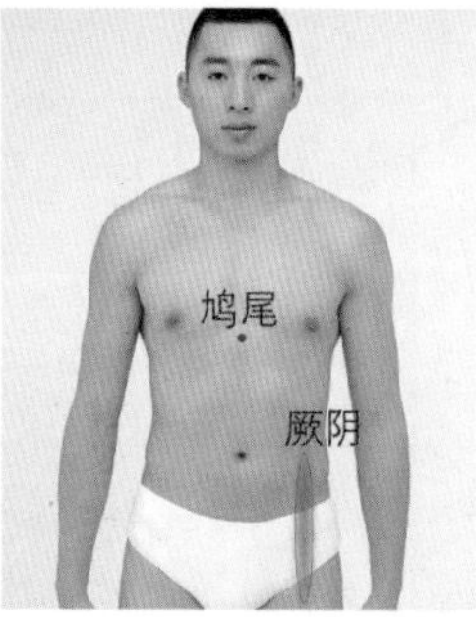	大陵 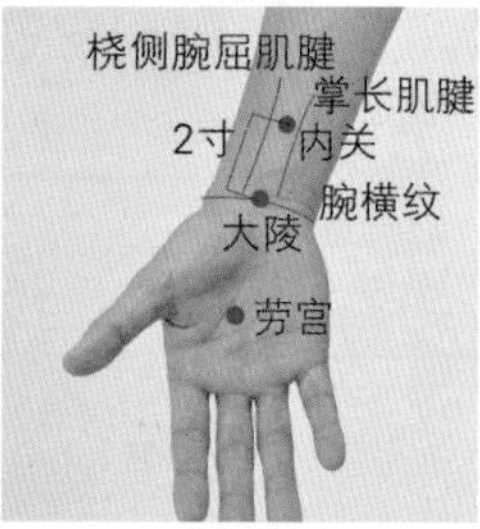	中封 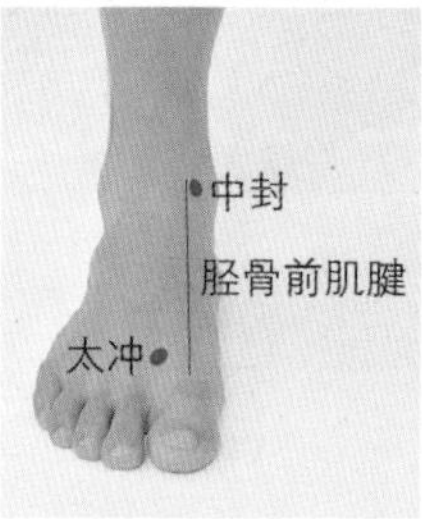
太阴	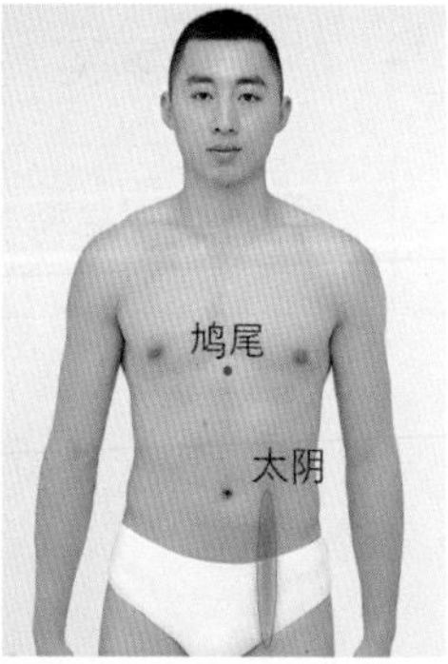	太渊 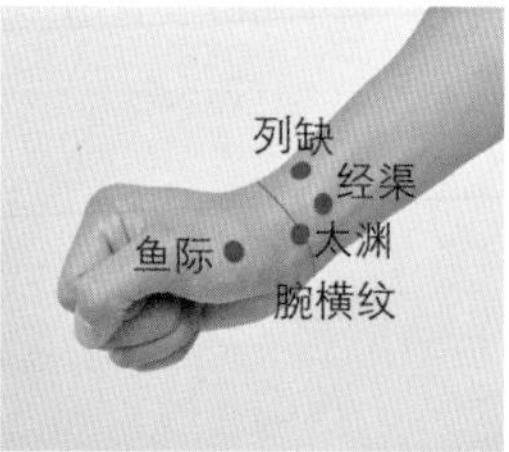	商丘 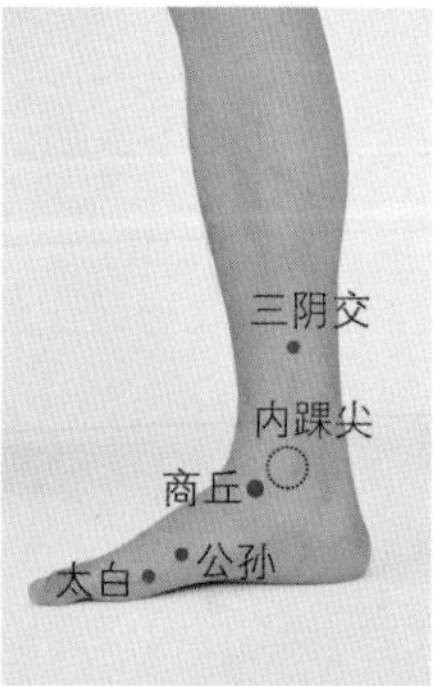

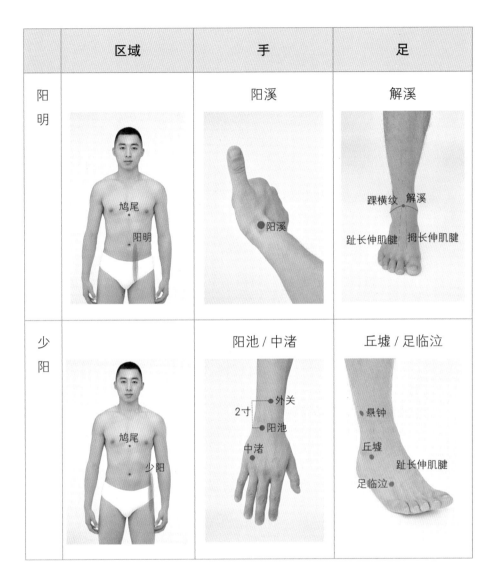

	区域	手	足
阳明	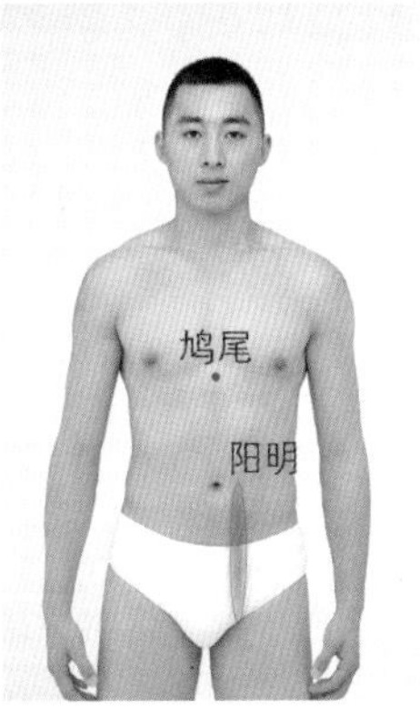	阳溪 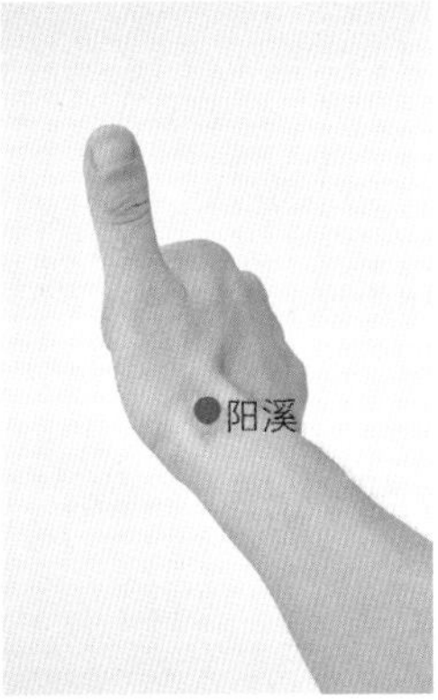	解溪 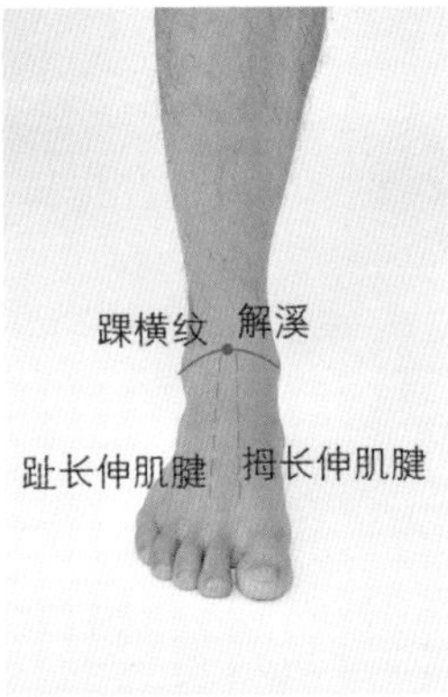
少阳	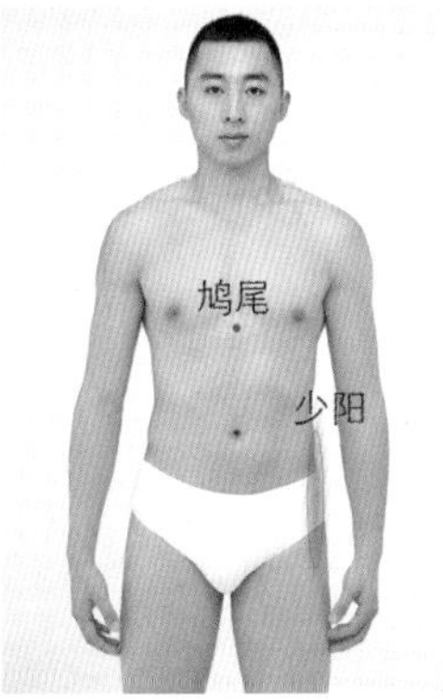	阳池 / 中渚 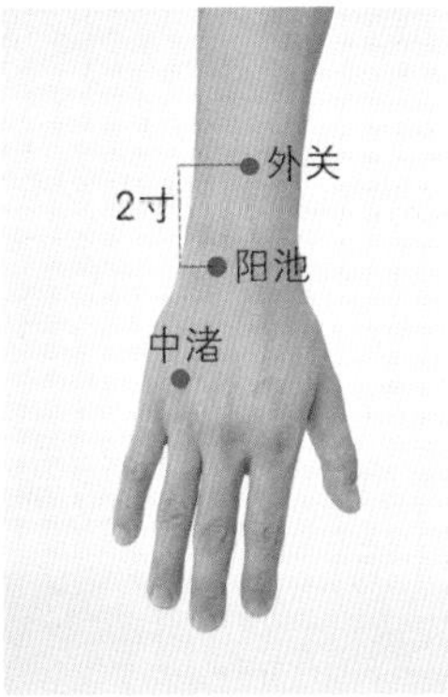	丘墟 / 足临泣 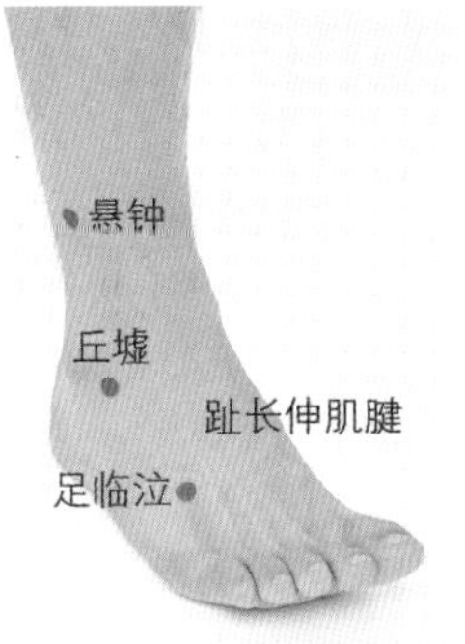

四、如何进针

内针追求的境界是悄无声息地将针送入，不给患者带来丝毫痛苦。当然，这需要功夫，需要假以时日。

——《黄帝内针》

1.进针方法

将针送入即拇指食指持针，或可用中指作为扶持，以一个固定的力度将针推送进皮肤。内针进针无固定方式，按照内针 6321 法则确定阿是穴。

真海师父所推荐最为常用的进针方式乃是斜刺，此方法最容易与阿是穴产生交点，也就是说最容易求到同气。

总之结合具体穴位，无论斜刺、直刺或平刺，针刺入肌肤与阿是穴有交点求到同气即可，无须提插捻转。内针补泄靠的是中，不存在进针方向不同而补泄不同的说法，最终求到同气即可。

2.进针角度

（1）斜刺：刺入角度与皮肤成大约 45° 角的进针方式，是内针最为常用的进针方式（图 4-1）。

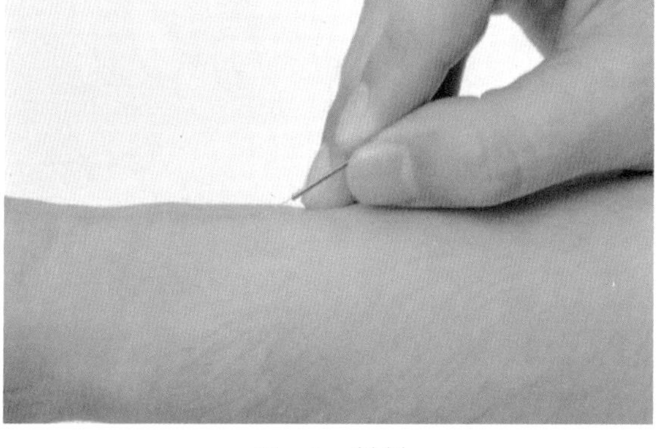

图 4-1　斜刺

（2）直刺：刺入角度垂直于皮肤的进针方式。常用于肌肉较丰厚处，如合谷等（图 4-2）。

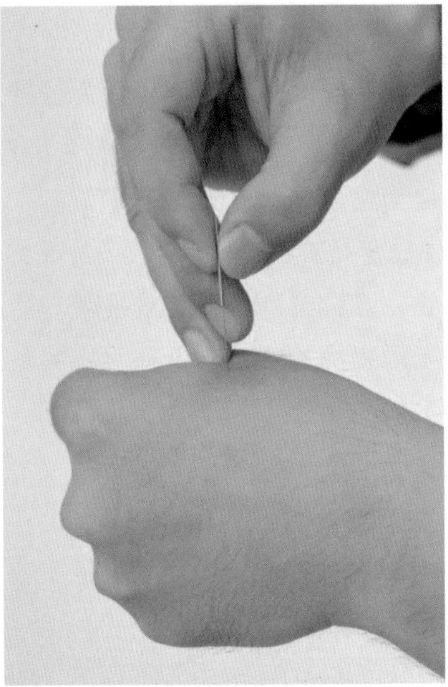

图 4-2　直刺

（3）平刺：刺入角度与皮肤成小于 15° 角的进针方式，用于皮肉浅薄的部位，如列缺等（图 4-3）。

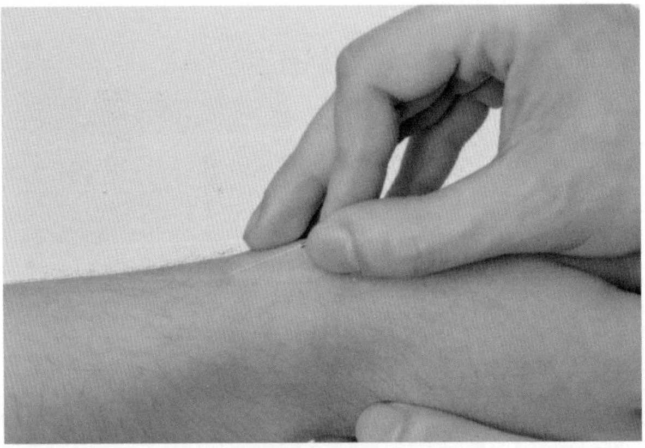

图 4-3　平刺

3. 针具及使用注意事项

（1）常用规格

黄帝内针针具常用规格有：0.5 寸、1 寸、1.5 寸三种（图 4-4）。1 寸及 1.5 寸针有不同的粗细规格，可按照个人习惯使用；0.5 寸针仅对幼儿使用。使用者应根据针刺部位肌肉丰厚程度及刺入角度和深度（直刺、斜刺或平刺）灵活选择不同长度的针具。

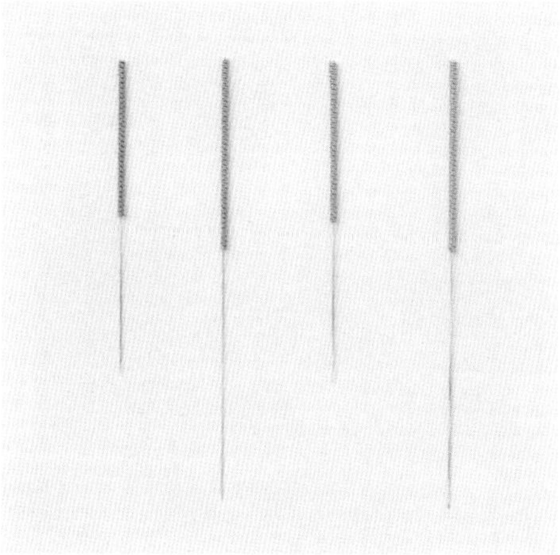

图 4-4　不同规格的针具

内针将进针区域严格控制在肘膝以下，以上规格针具已经可以满足所有情况下的使用需求。

详细规格如下：

0.5 寸针：0.16mm（直径）× 13mm（长度）。

1 寸针：0.25mm × 25mm、0.3mm × 25mm。

1.5 寸针：0.25mm × 40mm、0.3mm × 40mm。

以成人为例：腕踝区域可用 1 寸针（0.25mm × 25mm 或 0.3mm × 25mm）；肘膝区域因肌肉较丰厚，可用 1.5 寸针（0.25mm × 40mm、0.3mm × 40mm）

或 1 寸针（0.25mm × 25mm 或 0.3mm × 25mm）。

（2）急救工具介绍

12 号注射器针头，刺络急救用针为锋针，锋针为九针之一，即大家都熟悉的三棱针。真海杨师常习以 12 号注射器针头（图 4-5）代替锋针，使用起来更加方便。刺络仍依男左女右，或双侧皆刺。视青筋怒张处刺，不局限于穴位，凡周边有青筋（静脉）怒张者，皆可刺之。

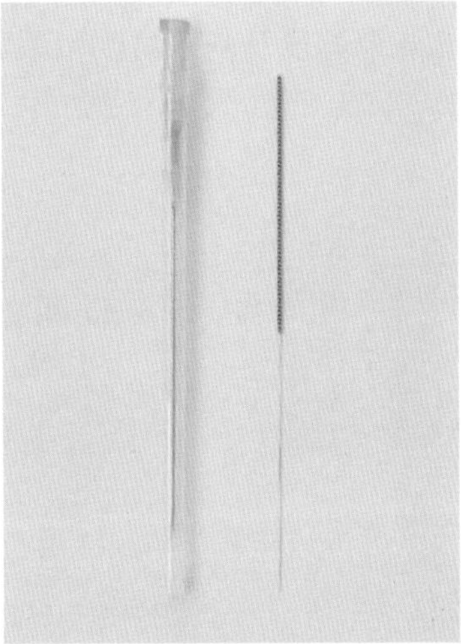

图 4-5　12 号注射器针头

（3）针刺注意事项

①针刺前应询问患者是否吃饭，过饥、过饱，以及饮酒后不宜用针。饥饿的情况下容易晕针，应注意避免。

②针刺时应注意避开血管尤其是动脉等处。

③进针后若遇到明显阻碍应立即停止或调整角度再刺入，无需强行刺入。

④进针后若有明显抽筋感，将针拔出一小段稍做调整即可解决。

⑤皮肤受损处不用针。

五、黄帝内针案例分析（图示）

1. 头痛

如图 5-1-1 所示，头痛的位置属少阳经，可以在图 5-1-2 中渚或足临泣穴附近循按阿是穴进针，左取右，右取左；若两侧均有疼痛，则在较为严重的一侧的对侧寻穴；若疼痛程度一样，则按照男左女右的原则取穴。

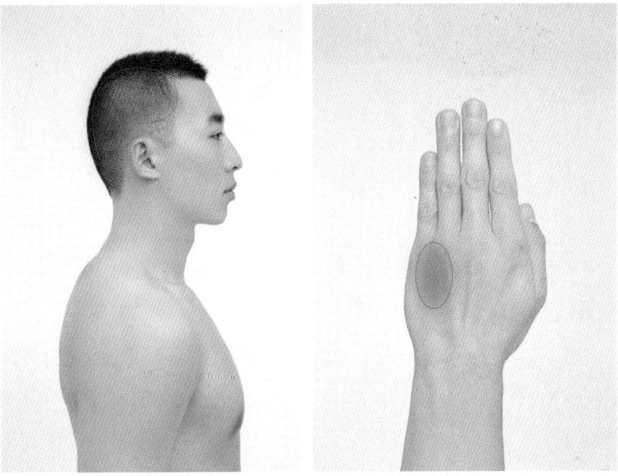

图 5-1-1　属少阳经

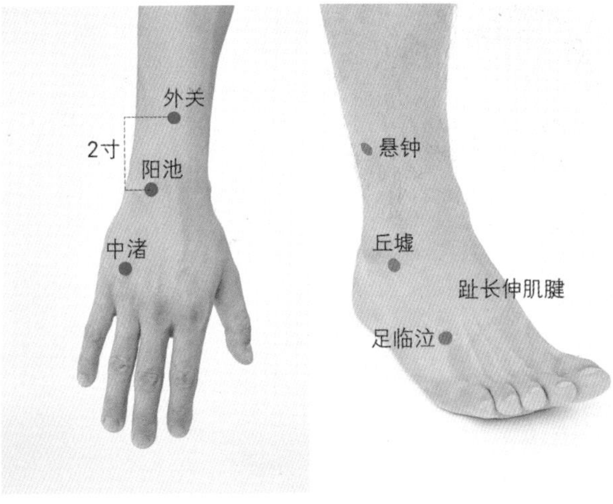

图 5-1-2　中渚穴（左）、足临泣穴（右）

如图 5-1-3 所示，属厥阴经，可以在图 5-1-4 劳宫或太冲穴附近循按阿是穴进针，颠顶在头的中央，就按照男左女右的原则取穴。

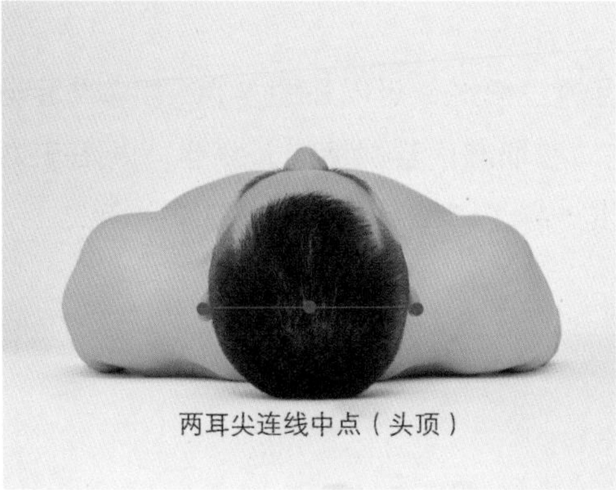

图 5-1-3 属厥阴经

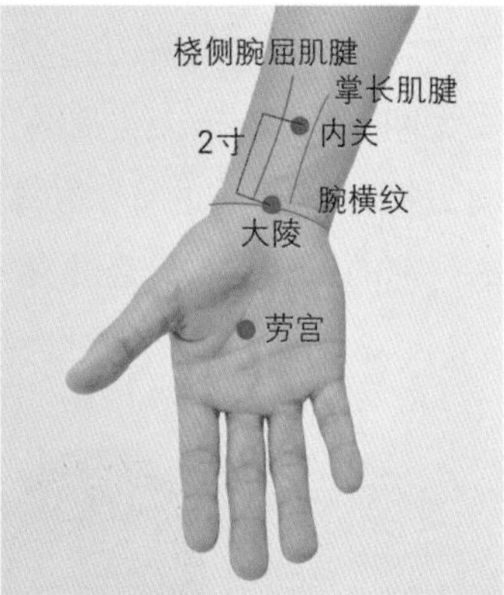

图 5-1-4 劳宫（左）、太冲（右）

如图 5-1-5 所示，属阳明经，可以在图 5-1-6 合谷或陷谷穴附近循按阿是穴进针，左取右，右取左。

如图 5-1-7 所示，属太阳经，可以在图 5-1-8 后溪或昆仑穴附近循按阿是穴进针，左取右，右取左。

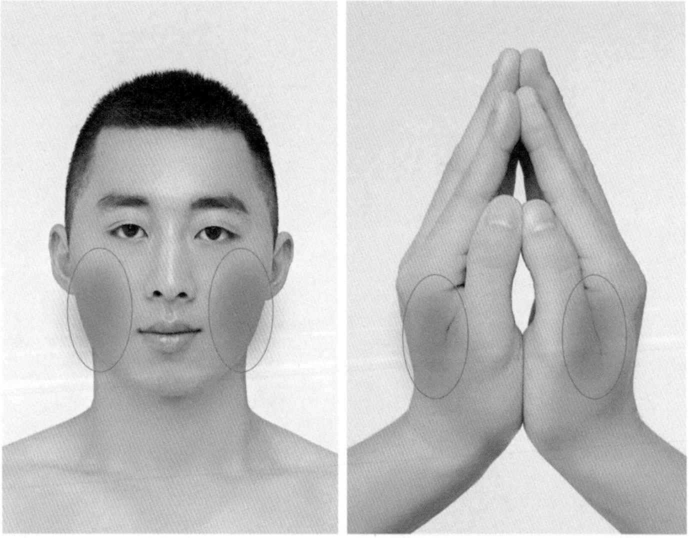

图 5-1-5 属阳明经

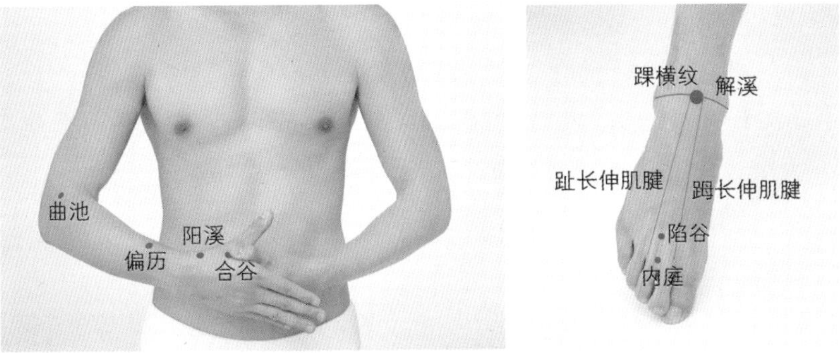

图 5-1-6　合谷（左）、陷谷（右）

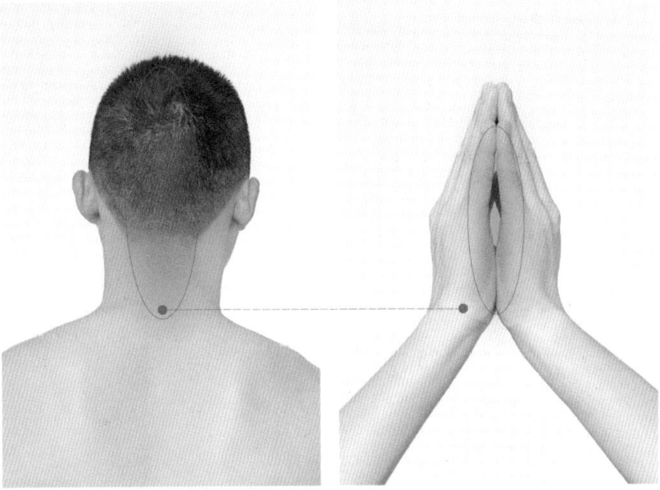

图 5-1-7　属太阳经

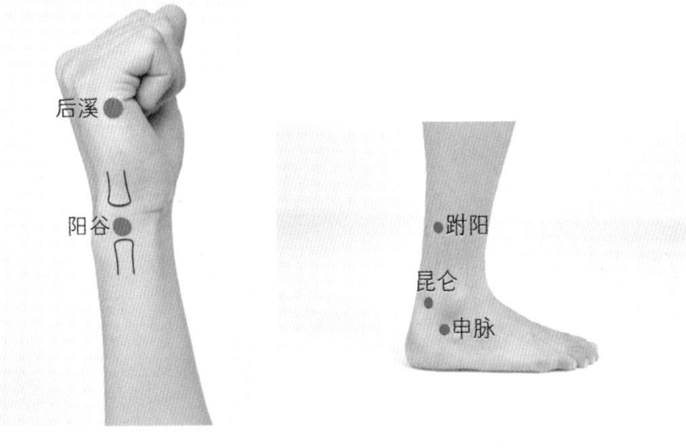

图 5-1-8　后溪（左）、昆仑（右）

案例一

【症状表现】潘某，男，50岁，因感受风寒引起前额及两侧头晕头痛，以右侧为著；伴有鼻塞、流鼻涕。

【六经辨证】前额属于阳明经，头两侧为少阳经，鼻子可取阳明经、太阴经。

【三焦定位】患者症在头部，属于上焦，对应到手足上焦部位，即腕踝关节以上。

【上下左右】为方便，直接在上肢取穴，因患者右侧较重，故取左上肢。

【阿是取穴】合谷、大骨空、中渚。

【疗　　效】进针后导引，患者头晕头痛消失，鼻子较前通畅，鼻涕减少，守上穴针刺两天后痊愈。

案例二

【症状表现】黄某，女，50岁，数日前突然头晕头痛，伴胸闷、耳鸣，至医院检查发现有轻微脑梗。刻诊：头左侧、后侧时胀痛，颠顶晕，时有胸闷，晚上睡觉时耳鸣，平素纳少，稍吃多则胃脘部胀。大小便调，寐欠佳，难入睡。

【六经辨证】头左侧及耳朵都属少阳经，后侧属太阳经，颠顶及胸口亦考虑厥阴经，胃脘部在中焦，多考虑阳明经，亦可倒换到太阴经。

【三焦定位】头部及胸口属于上焦，胃脘部属于中焦。

【上下左右】在患者上肢取穴，因左侧症状较为显著，故取患者右上肢。

【阿是取穴】中渚、后溪、劳宫、内关、曲池、尺泽。

【疗　　效】进针后导引，头晕头痛消失，耳鸣减轻，当夜睡眠不用再吃安眠药；守穴针灸3次后诸症明显改善。

2. 颈项不适

如图 5-2-1 所示，不适部位属少阳经，可以在图 5-2-2 所示阳池穴或丘墟穴位置附近循按阿是穴进针，左取右，右取左。

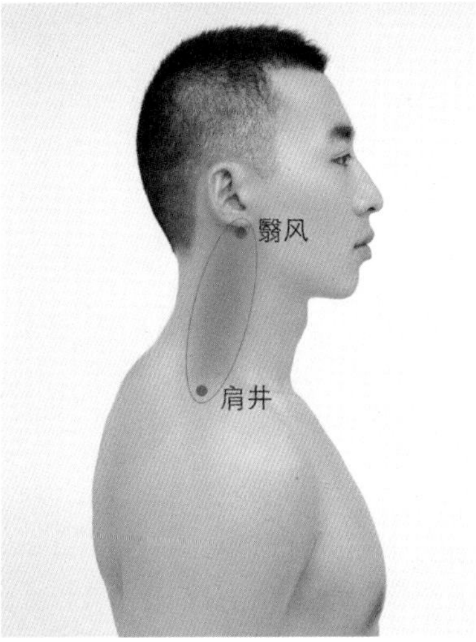

图 5-2-1　属少阳经

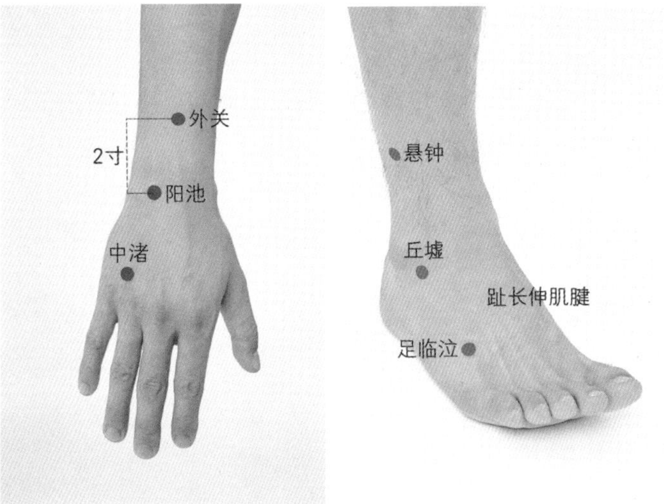

图 5-2-2　阳池（左）、丘墟（右）

如图 5-2-3 所示，不适部位属任脉，可以在图 5-2-4 列缺或照海穴附近循按阿是穴进针，因任脉在中央，可按照男左女右的原则取穴。

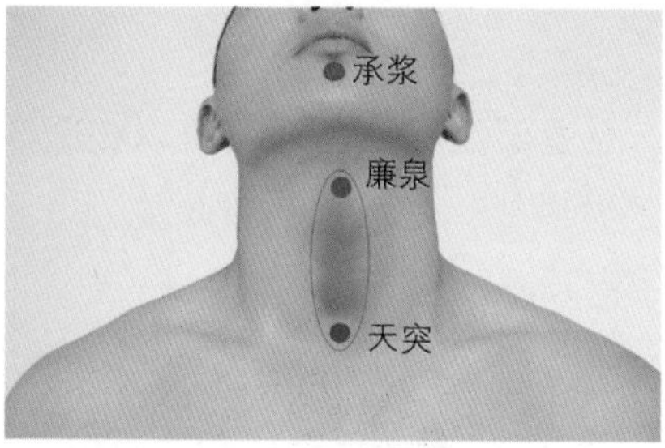

图 5-2-3　属任脉

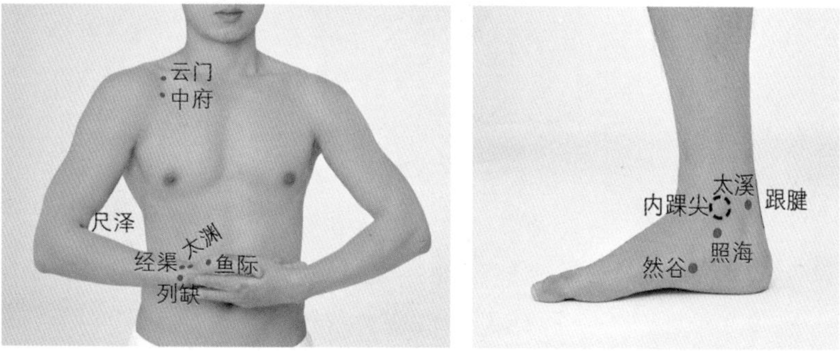

图 5-2-4　列缺（左）、照海（右）

如图 5-2-5 所示，不适部位属阳明经，可以在图 5-2-6 阳溪或解溪穴附近循按阿是穴进针，左取右，右取左。

如图 5-2-7 所示，不适部位属太阳经，可以在图 5-2-8 支正或跗阳穴附近循按阿是穴进针，左取右，右取左。

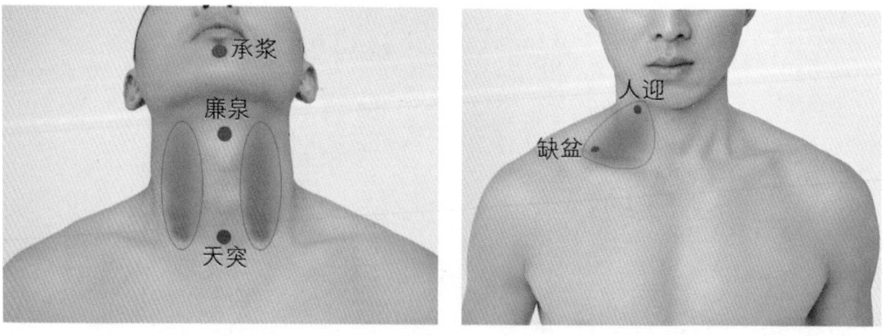

图 5-2-5　属阳明经

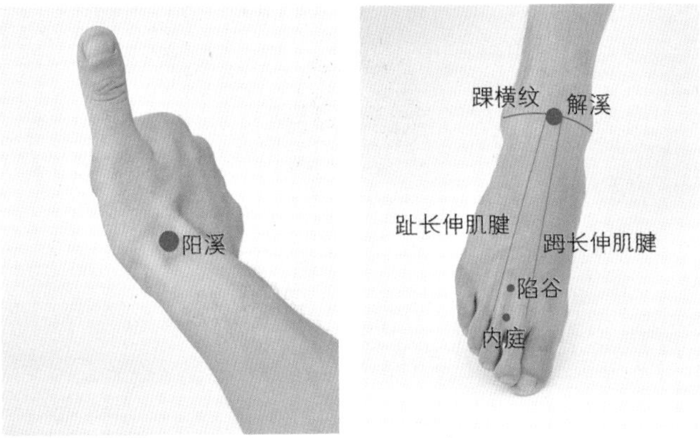

图 5-2-6 阳溪（左）、解溪（右）

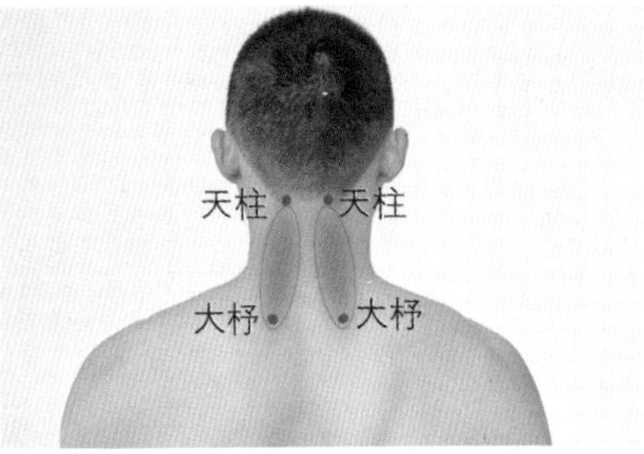

图 5-2-7 属太阳经

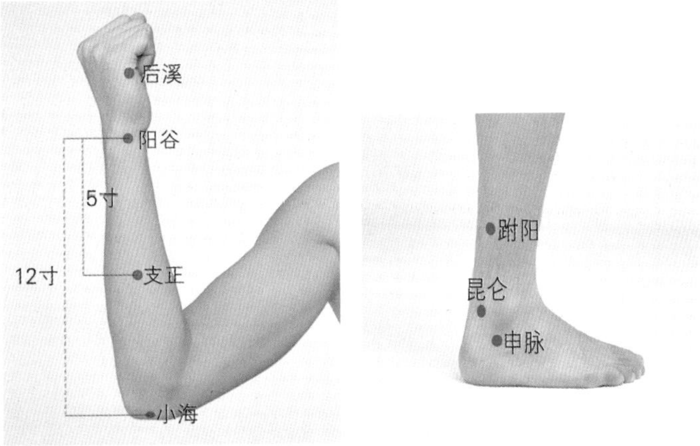

图 5-2-8 支正（左）、跗阳（右）

如图 5-2-9 所示，不适部位属督脉，可以在图 5-2-10 后溪或申脉穴附近循按阿是穴进针，因督脉在中央，按男左女右的原则取穴。

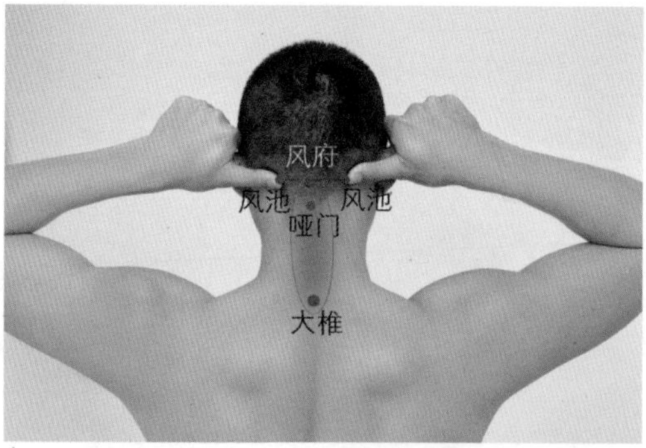

图 5-2-9　属督脉

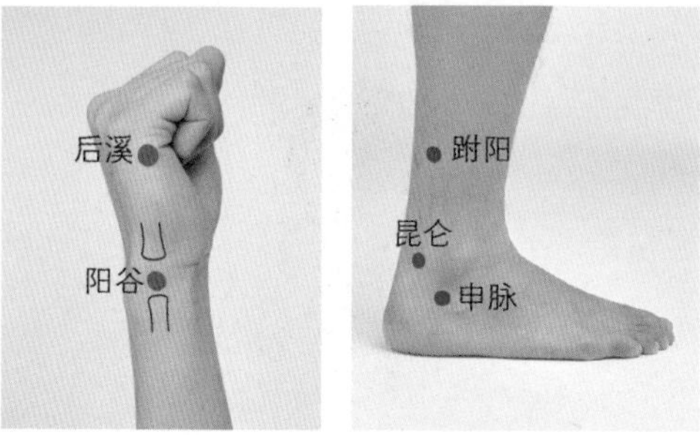

图 5-2-10　后溪（左）、申脉（右）

案例

【症状表现】严某，女，30 岁，数日前无明显诱因出现颈项僵硬疼痛，左右转动及后仰困难，因几天后要出差，怕影响工作，故到门诊寻求针灸治疗。其主要疼痛部位在左侧风池穴至肩井穴处，后正中线旁开少许也有牵涉痛。

【六经辨证】风池穴至肩井穴一段属于少阳经，后正中线旁开少许属于太阳经。

【三焦定位】颈项部位的不适，一般对应到手腕关节或脚踝关节附近寻阿是穴。

【上下左右】据上病下治、左病右治的原则，取患者右手。

【阿是取穴】中渚、外关，阳谷、后溪，倒换后取厥阴经内关。

【疗　　效】针刺后当下疼痛缓解大半，转动及后仰较前灵活，针刺 3 天后颈项不适基本解除，患者安心出差。

3. 胸闷

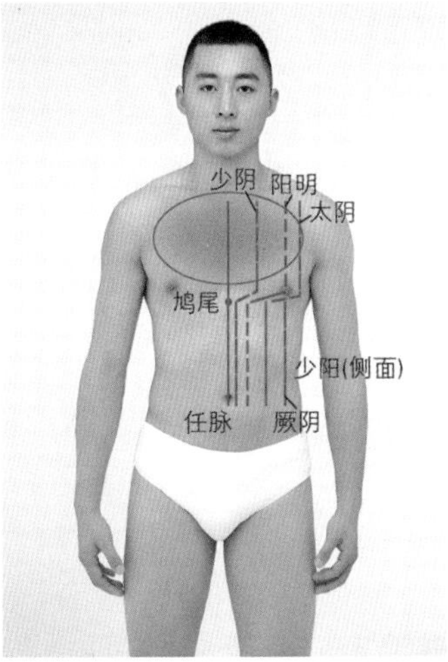

图 5-3-1　胸部问题部位示意图

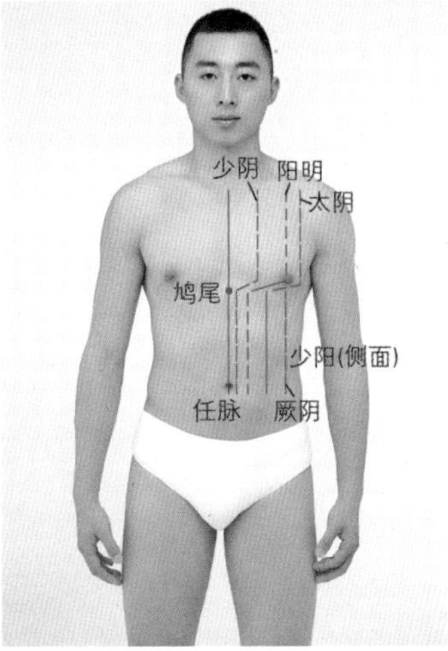

图 5-3-2　胸部经络循行简明示意图

胸部的问题（图 5-3-1）在内针里一般先考虑厥阴经，在扎了厥阴后症状不缓解，或缓解了但仍有不适时方考虑其他经络。那么胸闷的话可以首先在图 5-3-3 所示的内关或三阴交穴附近（厥阴经）循按阿是穴进针，左取右，右取左。

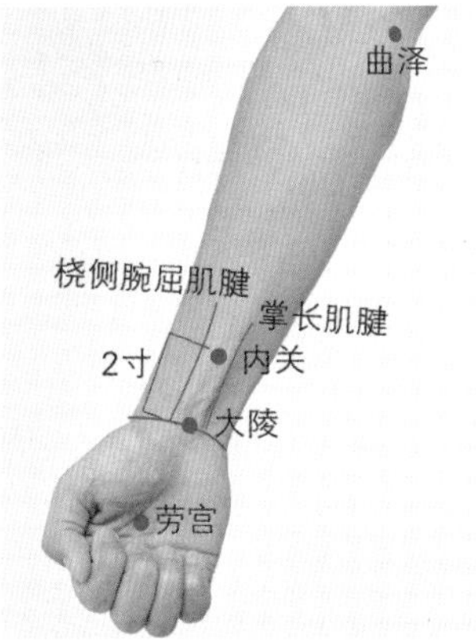

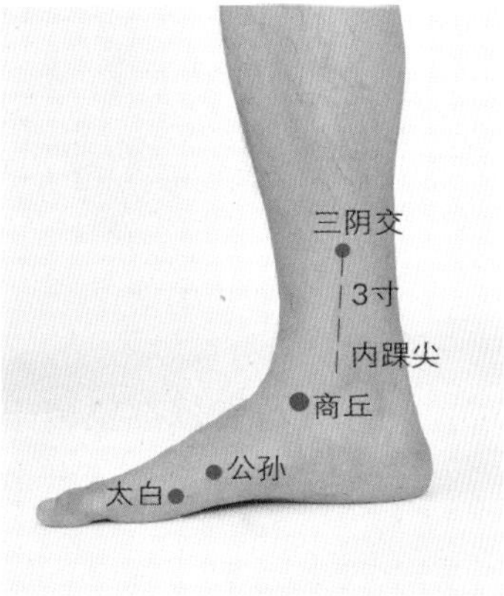

图 5-3-3　内关（左）、三阴交（右）

如图 5-3-2 所示，若胸闷部位属少阴经，可以在图 5-3-4 通里或三阴交穴附近循按阿是穴进针，左取右，右取左。

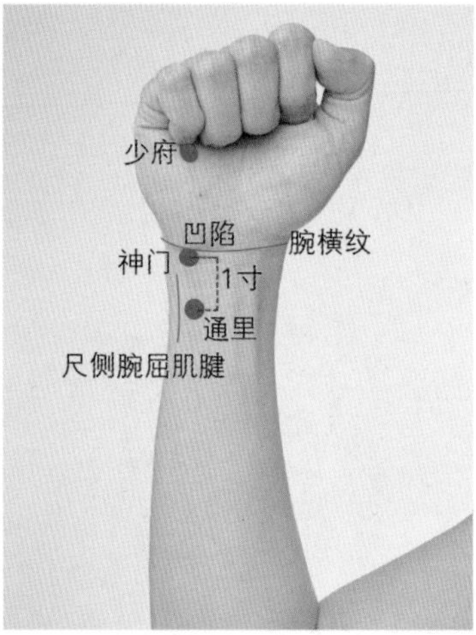

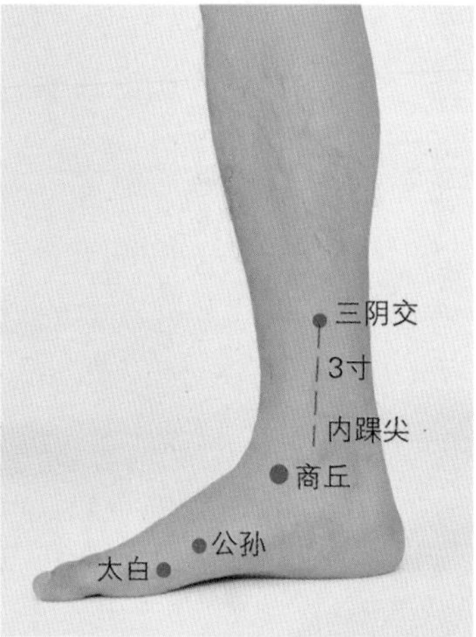

图 5-3-4　通里（左）、三阴交（右）

如图 5-3-2 所示，若胸闷部位属任脉，可以在图 5-3-5 列缺或照海穴附近循按阿是穴进针，因任脉在中央，可按照男左女右的原则取穴。

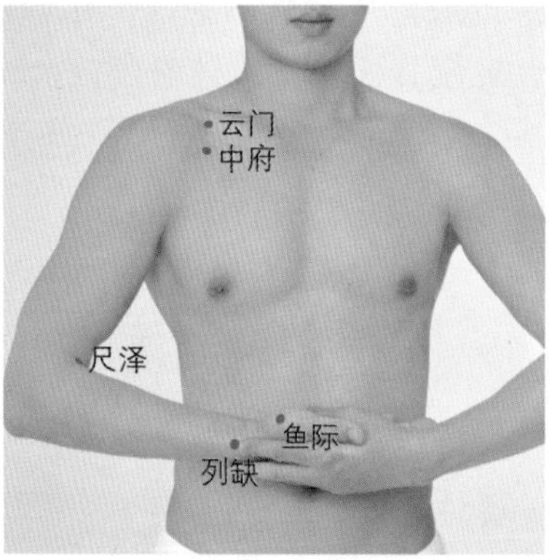

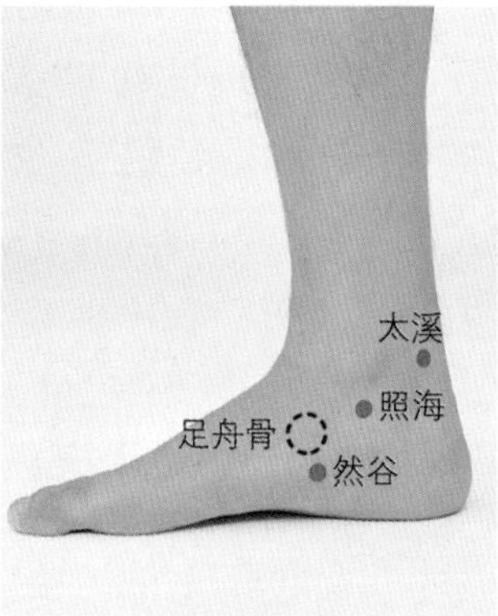

图 5-3-5　列缺（左）、照海（右）

如图 5-3-2 所示，若胸闷部位属阳明经，可以在图 5-3-6 偏历或下巨虚穴附近循按阿是穴进针，左取右，右取左。

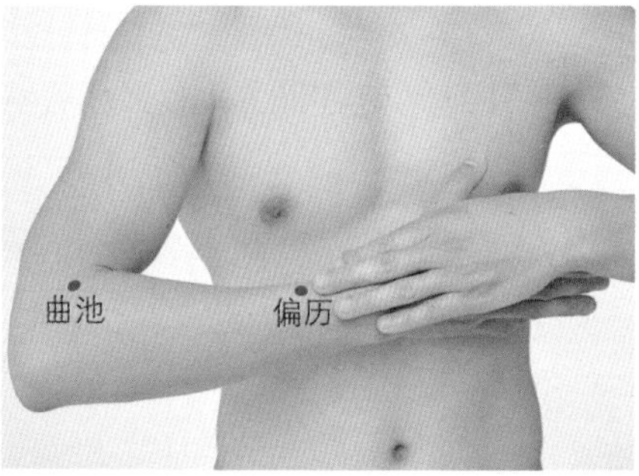

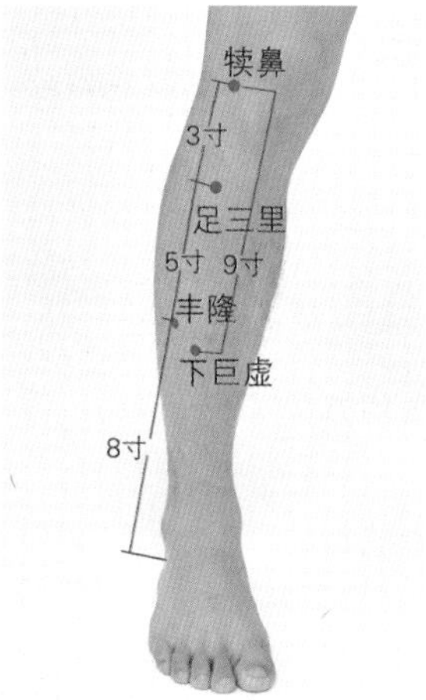

图 5-3-6　偏历（左）、下巨虚（右）

案例

【症状表现】陈某，男，48岁，晚上睡眠时常出现胸闷、呼吸困难，胃脘部易胀，寐欠佳，需服用抗焦虑药方能入睡，晚上怕冷，夏天较热时仍需穿毛衣、盖薄被，双脚外侧易觉冰冷。

【六经辨证】胸部首选厥阴经，胃脘部考虑阳明经、太阴经，双脚外侧考虑阳明经、少阳经。

【三焦定位】胸部及脚属于上焦，胃脘部属于中焦。

【上下左右】因主要症状在中间位置，而脚冷两侧均有，故按照男左女右的原则，取患者左手。

【阿是取穴】内关、大陵、偏历、阳溪、曲池、尺泽、外关、中渚。

【疗　　效】第一次针灸后胸闷缓解，胃脘部胀减轻，晚上睡眠到两点仍未入睡，服抗焦虑药后睡着，自觉比以前睡得沉。守上穴治疗一周后胸闷除，胃脘部胀亦很少发作，不服用抗焦虑药已能入睡，且睡眠质量佳，双脚发冷减轻。

4. 咽痛、咽痒

如图 5-4-1 所示，若咽部不适属于任脉，可在图 5-4-2 列缺穴或照海穴附近循按阿是穴进针。

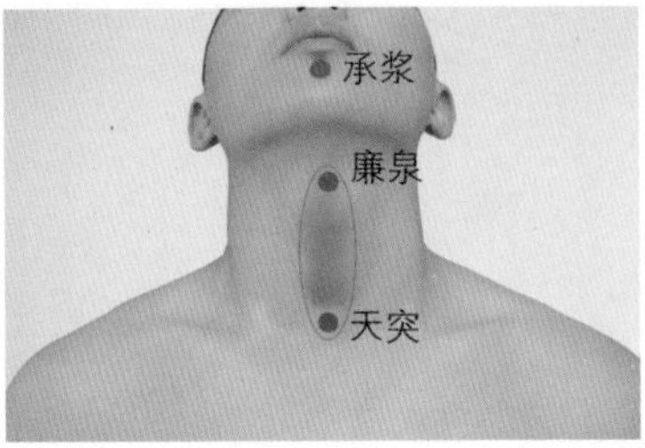

图 5-4-1　属任脉

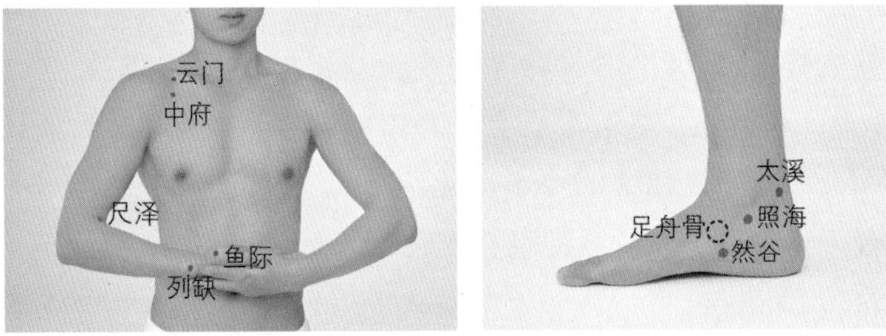

图 5-4-2　列缺（左）、照海（右）

如图 5-4-3 所示，若咽部不适在正中的两侧，属于阳明经，可在图 5-4-4 阳溪穴或解溪穴附近循按阿是穴进针。

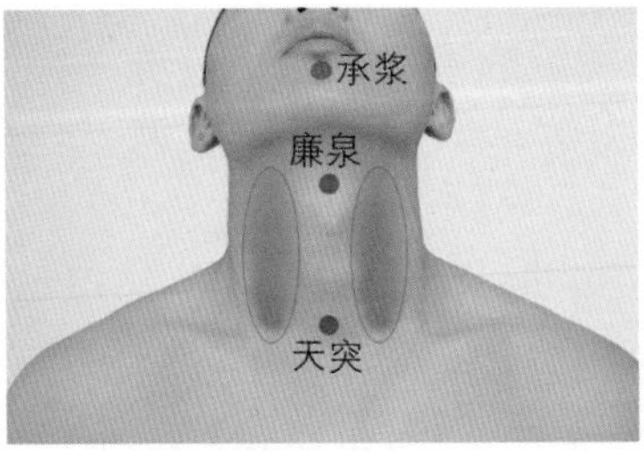

图 5-4-3　属阳明

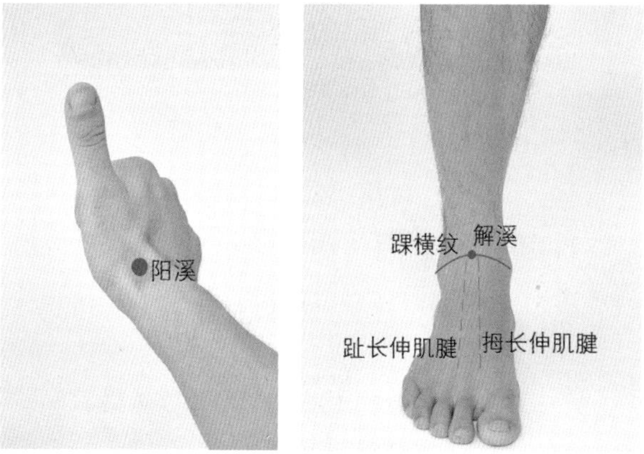

图 5-4-4　阳溪（左）、解溪（右）

案例

【症状表现】陈某，男，36 岁。反复咳嗽 3 年余，加重半年，受凉后症状明显，检查无异常。咽喉痒，咽中有痰；鼻塞。既往有慢性鼻炎病史。长期晚睡，难入睡，早醒。纳可，饮食不慎时易腹泻。

【六经辨证】咽喉选任脉，鼻子可取阳明经、太阴经。根据病人综合情况，失眠、腹泻与太阴关系密切。

【三焦定位】患者症在头部，属于上焦，对应到手足上焦部位，即腕踝关节以上。

【上下左右】为治疗方便，直接在上肢取穴；根据男左女右原则，取左侧。

【阿是取穴】针对任脉取患者列缺，阳明经取合谷、曲池，太阴经取尺泽。

【疗　　效】进针后导引，咽痒减轻，部位有变化，加取阳明经阳溪穴后咳嗽、咽痒减轻，喉中痰减少。

5. 肩膀酸痛

如图 5-5-1 所示，酸痛部位属于阳明经，可在图 5-5-2 所示偏历穴或下巨虚穴附近寻阿是进针，左取右，右取左。

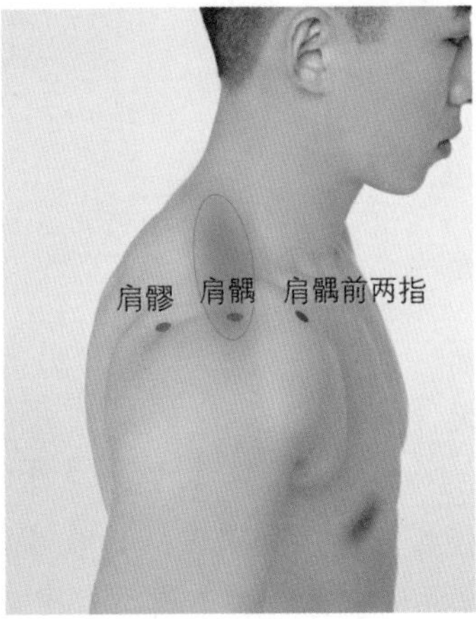

图 5-5-1　属阳明经

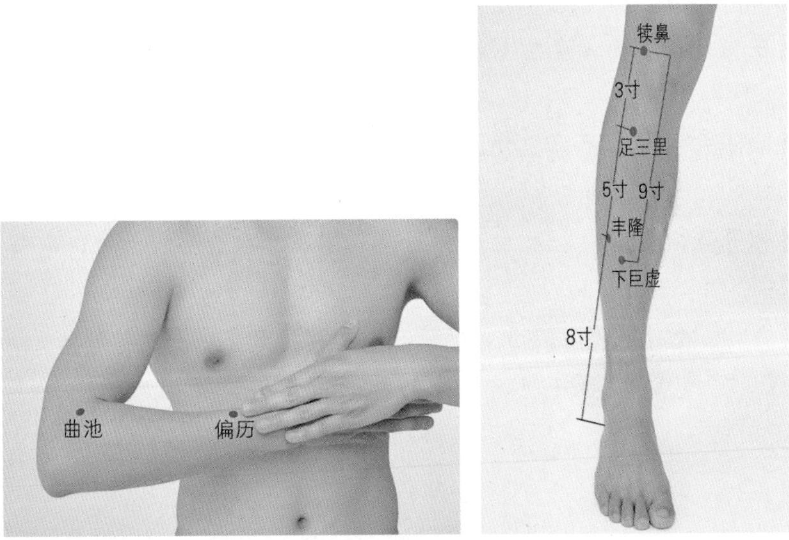

图 5-5-2　偏历（左）、下巨虚（右）

如图 5-5-3 所示，酸痛部位属于少阳经，可在图 5-5-4 所示外关穴或悬钟穴附近寻阿是进针，左取右，右取左。

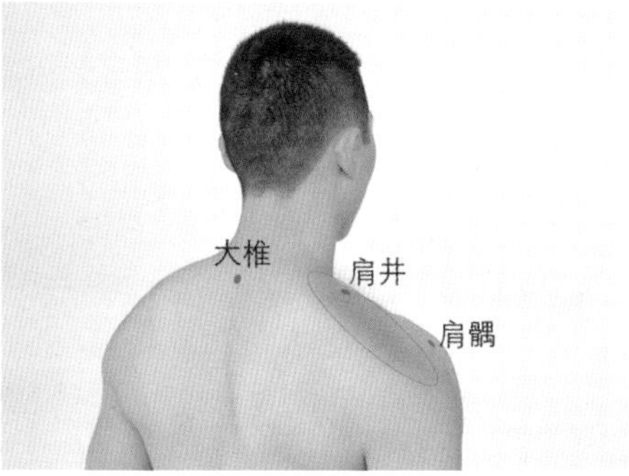

图 5-5-3　属少阳经

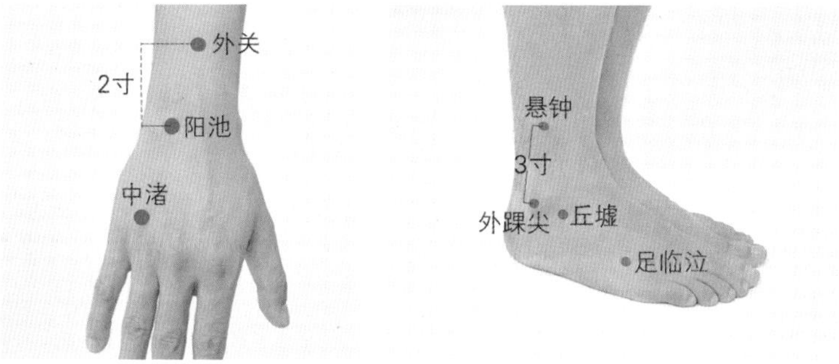

图 5-5-4　外关（左）、悬钟（右）

如图 5-5-5 所示，酸痛部位属于太阳经，可在图 5-5-6 所示支正穴或跗阳穴附近寻阿是进针，左取右，右取左。

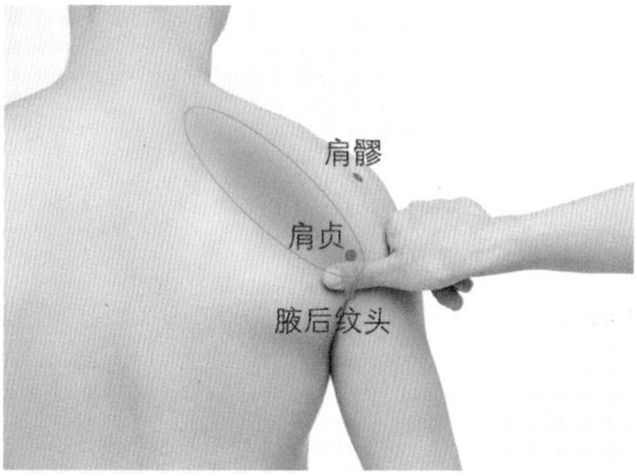

图 5-5-5　属太阳经

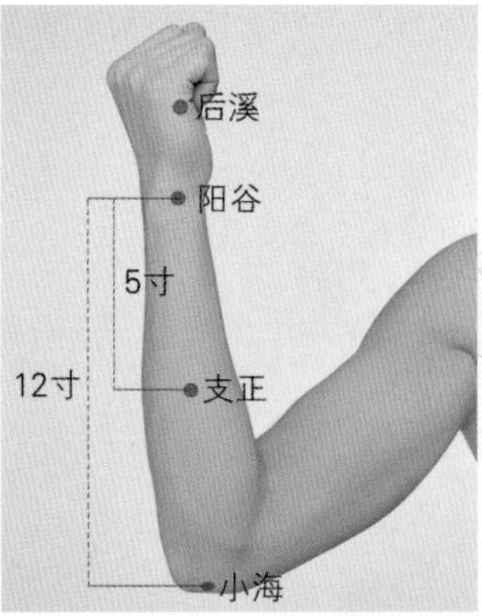

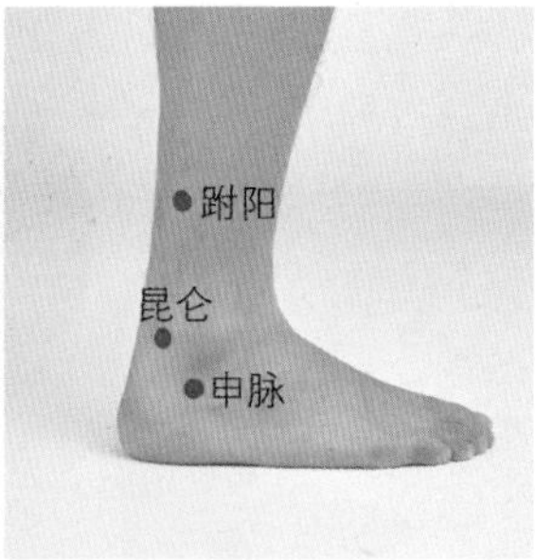

图 5-5-6　支正（左）、跗阳

如图 5-5-7 所示，酸痛部位属于太阴经，可在图 5-5-8 所示经渠穴或三阴交穴附近寻阿是进针，左取右，右取左。

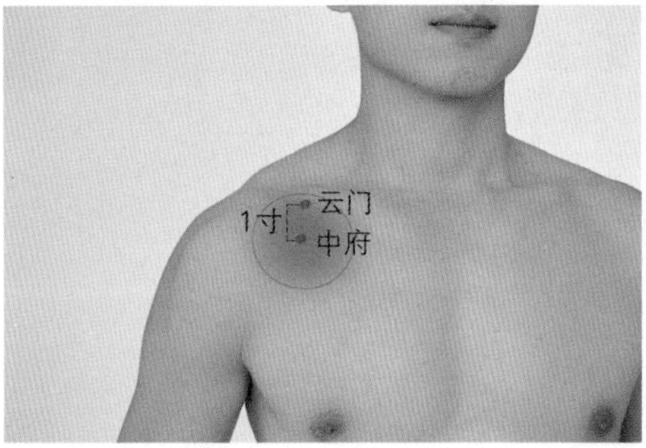

图 5-5-7　属太阴经

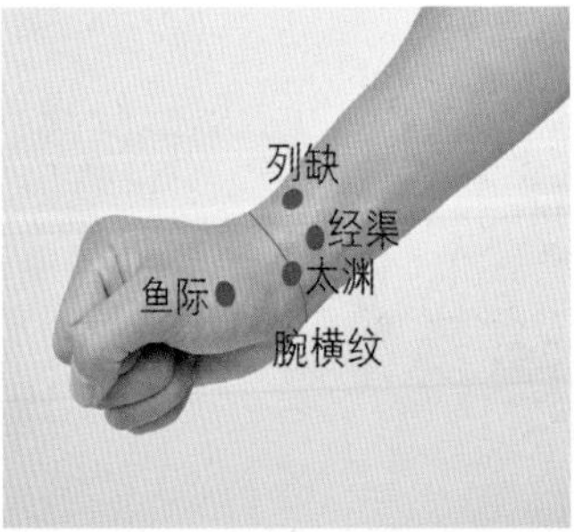

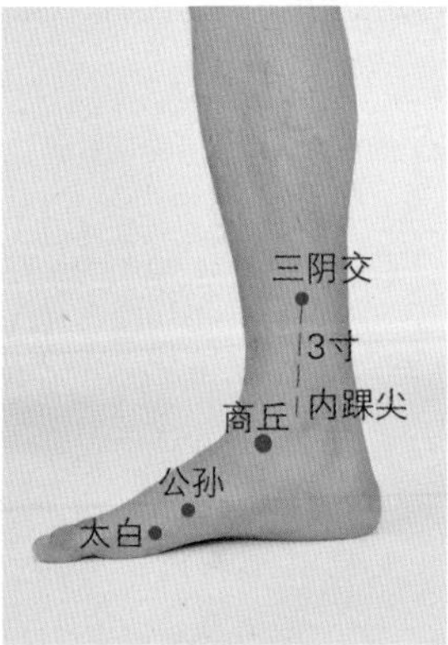

图 5-5-8　经渠（左）、三阴交（右）

如图 5-5-9 所示，酸痛部位属于厥阴经，可在图 5-5-10 所示内关穴或三阴交穴附近寻阿是进针，左取右，右取左。

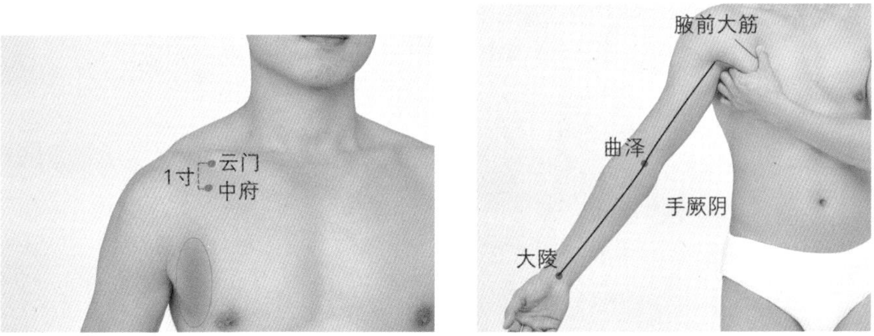

图 5-5-9　属厥阴经

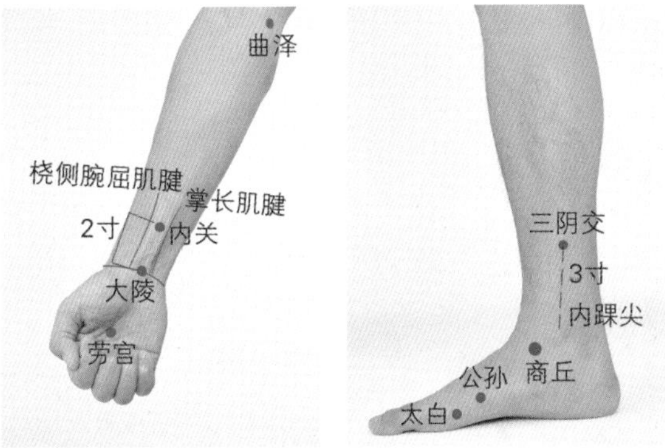

图 5-5-10　内关穴（左）、三阴交（右）

如图 5-5-11 所示，酸痛部位属于少阴经，可在图 5-5-12 所示通里穴或三阴交穴附近寻阿是进针，左取右，右取左。

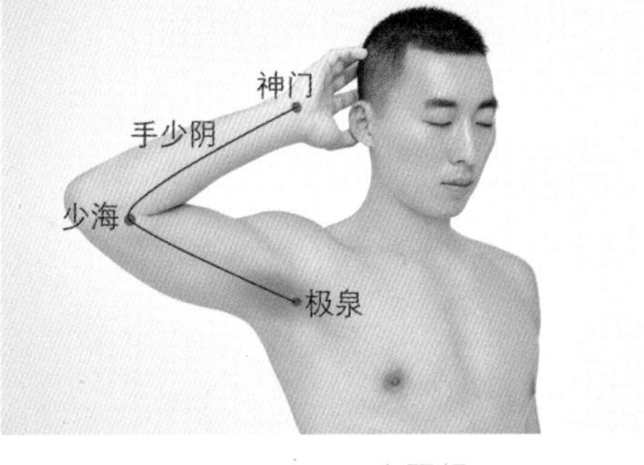

图 5-5-11　属少阴经

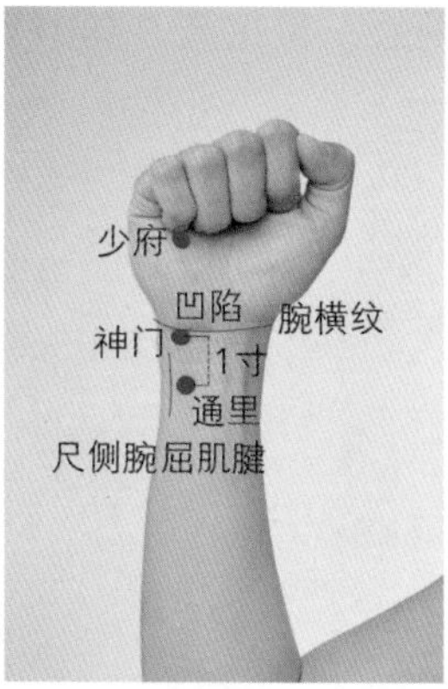

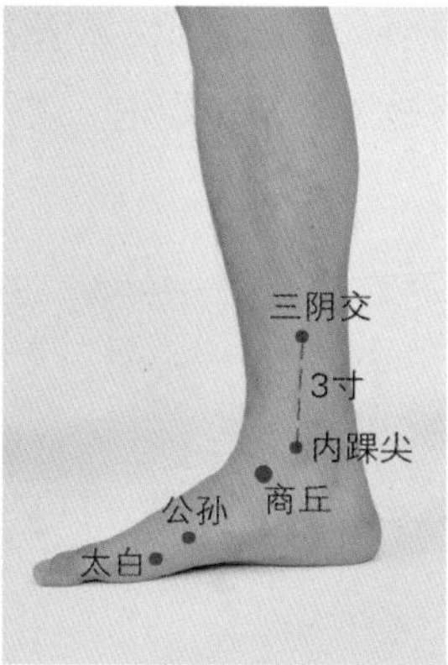

图 5-5-12　通里穴（左）、三阴交（右）

案例一

【症状表现】某患者，男，53 岁，自诉一周前无明显诱因右上肢在上举、向前拥抱时，靠近肩关节以下阳明、少阳经之间的区域出现酸痛，期间未予任何治疗。

【六经辨证】阳明经、少阳经。

【三焦定位】肩膀属下焦。

【上下左右】根据右病左治，阴阳倒换，选择左手上焦。

【阿是取穴】偏历、外关。

【疗　　效】在少阳经的外关下针后，即可让患者抬胳膊顺利完成上举、向前拥抱等动作，酸痛消失，患者竖起大拇指，连说“神针”，后并未扎阳明经的阿是穴（偏历）。嘱患者留针期间适当活动肩部，起针时患者已无不适主诉。

案例二

【症状表现】某患者，女，54 岁，自诉半年前因外伤致右肩部疼痛，口服药物、穴位封闭注射、外贴膏药等治疗方法均用过，均未明显好转，平时右上肢不能抬起，一抬就痛，不堪其苦。

下午来诊，让患者抬右上肢时不能抬至肩平，抬肩时疼痛，疼痛部位主要在右肩太阴经、厥阴经区域。

【六经辨证】太阴经、厥阴经。

【三焦定位】肩膀属下焦。

【上下左右】根据右病左治，阴阳倒换，选择左手上焦。

【阿是取穴】太渊、大陵。

【疗　　效】针后1分钟，让患者抬胳膊即可顺利抬起，向上可以伸直，疼痛消失，患者连说“神了”“真不敢相信两针就治好了”。嘱患者留针期间适当活动肩部，起针时患者已无不适主诉。

6. 腹胀

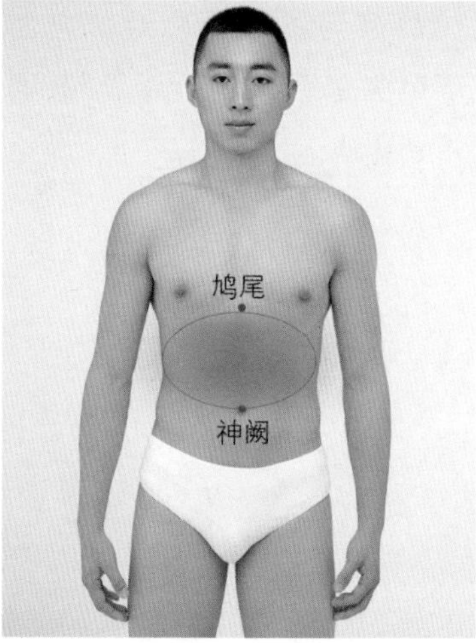

图 5-6-1　腹胀部位示意图

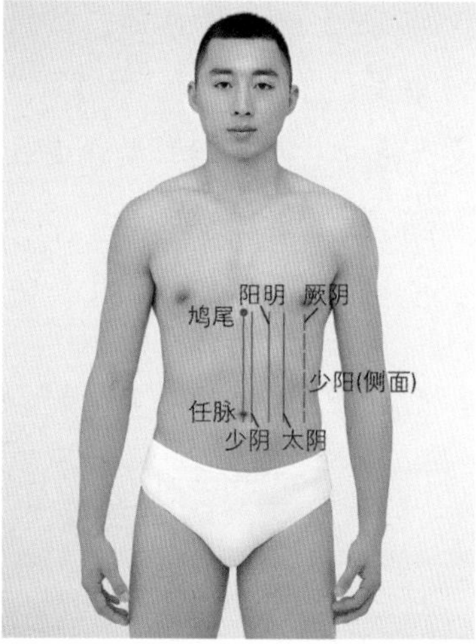

图 5-6-2　腹部经络循行简明示意图

腹胀在这里是特指如图 5-6-1 所示，从鸠尾穴到神阙穴（即肚脐）这一段胀闷不适。这一段属于中焦，中焦我们首先考虑阳明经，可在图 5-6-3 所示曲池穴或足三里穴附近寻阿是进针，左取右，右取左。若取阳明经后仍有不适，再根据具体胀闷所在的经络（见图 5-6-2）来辨证寻找阿是穴。

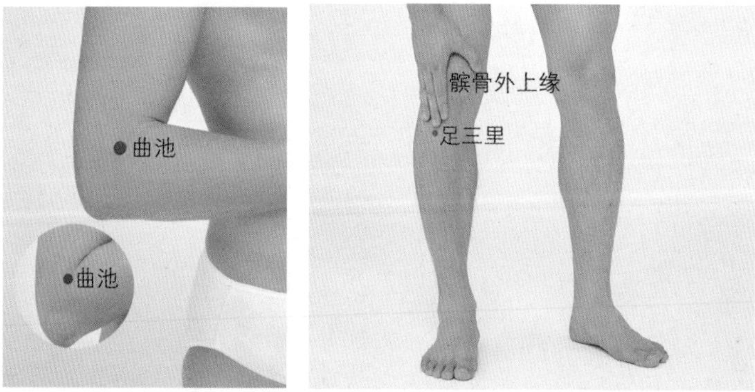

图 5-6-3　曲池（左）、足三里（右）

如图 5-6-2 所示，若不适的部位属于任脉，可在图 5-6-4 所示列缺穴或照海穴附近寻阿是进针，因任脉在正中间，按男左女右原则取穴。

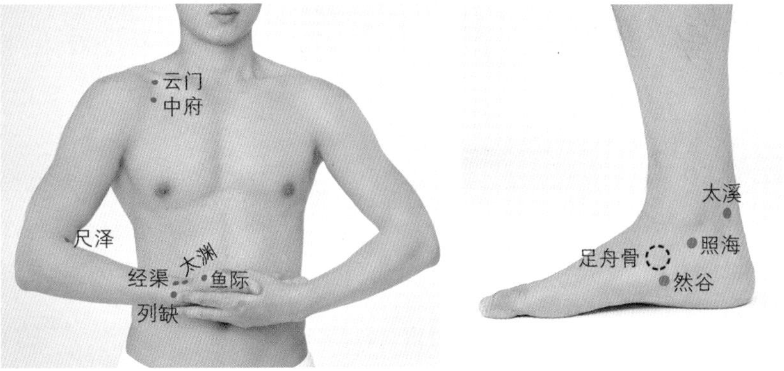

图 5-6-4　列缺（左）、照海（右）

如图 5-6-2 所示，若不适部位属于少阴经，可在图 5-6-5 所示少海穴或阴谷穴附近寻阿是进针，左取右，右取左。

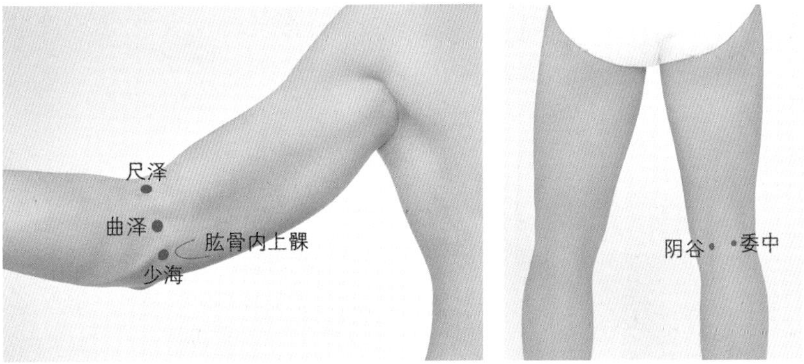

图 5-6-5　少海（左）、阴谷（右）

如图 5-6-2 所示，若不适部位属于太阴经，可在图 5-6-6 所示尺泽穴或阴陵泉穴附近寻阿是进针，左取右，右取左。

如图 5-6-2 所示，若不适部位属于厥阴经，可在图 5-6-7 所示曲泽穴或曲泉穴附近寻阿是进针，左取右，右取左。

如图 5-6-2 所示，若不适部位属于少阳经，可在图 5-6-8 所示天井穴或阳陵泉穴附近寻阿是进针，左取右，右取左。

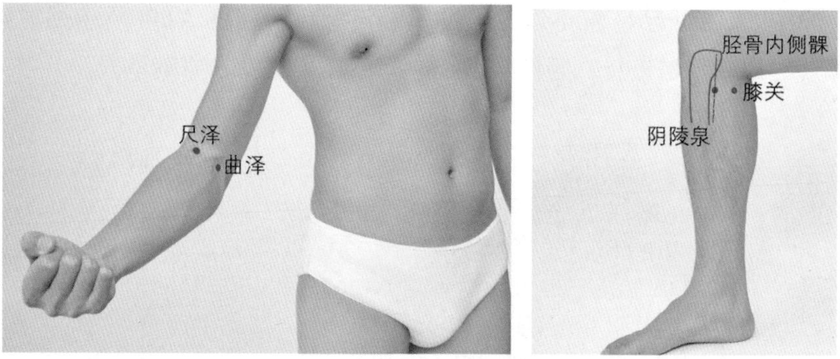

图 5-6-6　尺泽穴（左）、阴陵泉（右）

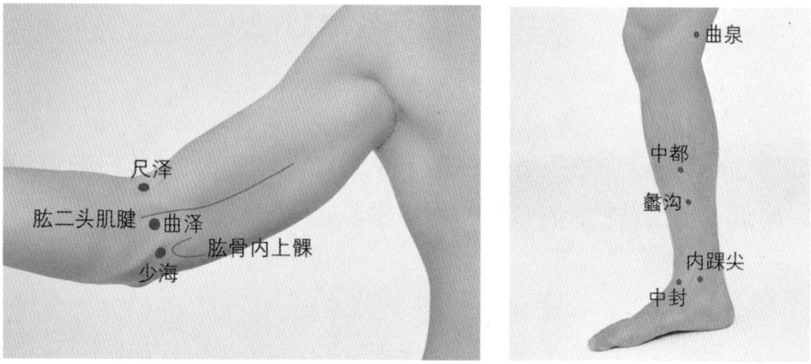

图 5-6-7　曲泽（左）、曲泉（右）

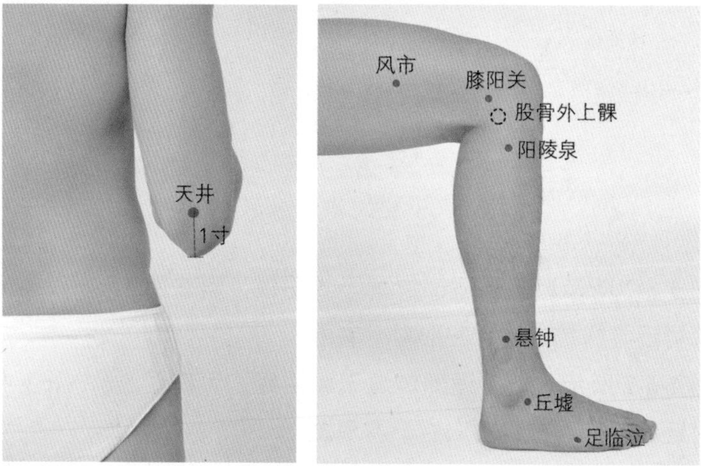

图 5-6-8　天井（左）、阳陵泉（右）

案例

【症状表现】凌某，女，71岁，腹胀闷不适，伴胸闷，前额头晕，太阳穴胀，眼睛干涩，纳减少，大便调，寐可。

【六经辨证】腹胀、前额晕首选阳明经，胸闷选厥阴经，太阳穴属少阳经，眼睛干涩可选阳明经、少阳经、太阳经。

【三焦定位】头部及胸部属于上焦，腹部属于中焦。

【上下左右】因患者右眼不适更著，故在患者左上肢取穴。

【阿是取穴】合谷、曲池、尺泽（据阴阳倒换原则）、中渚、后溪、内关、大骨空、小骨空。

【疗　　效】针后胸闷减轻，腹胀、头晕、太阳穴胀消失，眼睛干涩缓解。

7. 腰痛

如图 5-7-1 所示，腰背部主要是太阳经所过，那么腰部大抵是胸 7 至腰 5 这一段，这个部位的疼痛首先考虑太阳经，可在图 5-7-2 小海穴或委中穴附近寻阿是进针。

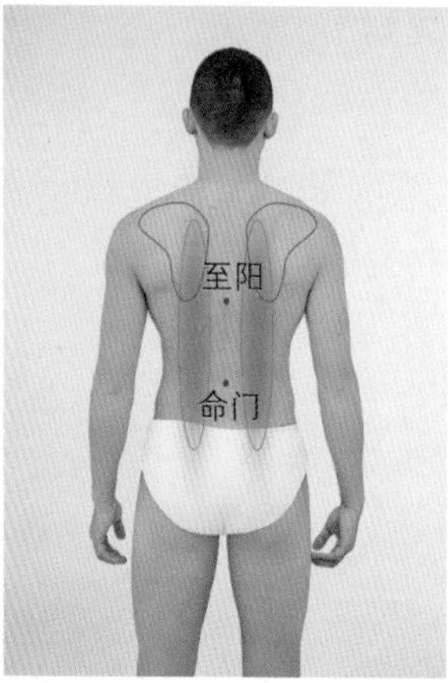

图 5-7-1　太阳

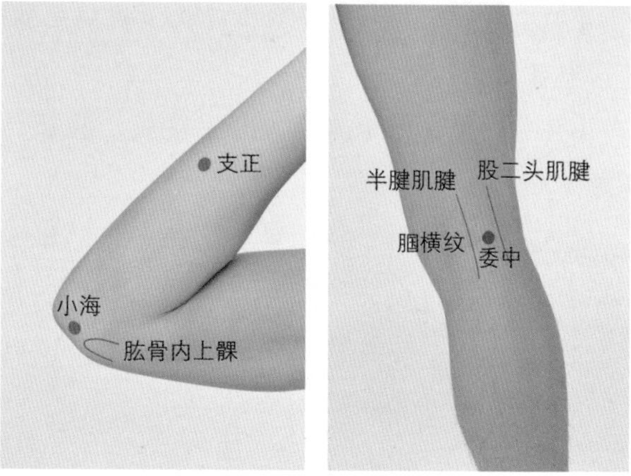

图 5-7-2　小海（左）、委中（右）

如图 5-7-3 所示，胸 12 至腰 1 这一段肋骨附近的疼痛属于少阳经，可在图 5-7-4 天井穴或阳陵泉穴附近寻阿是进针。

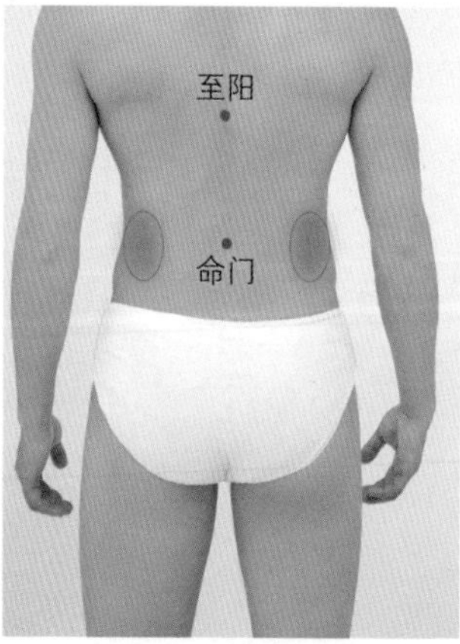

图 5-7-3　少阳

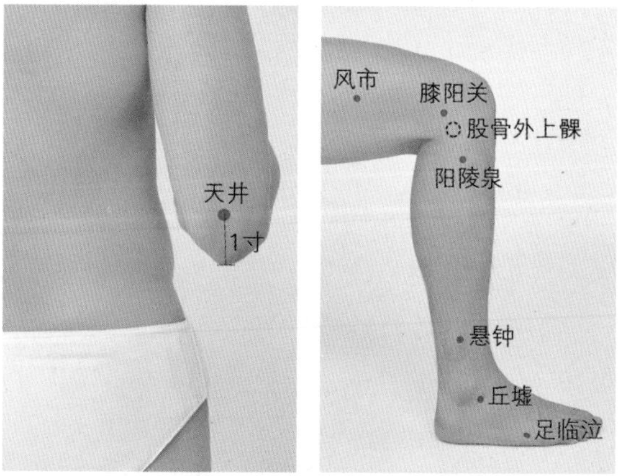

图 5-7-4　天井（左）、阳陵泉（右）

如图 5-7-5 所示，腰部正中线疼痛属督脉，可在图 5-7-6 后溪穴或申脉穴附近寻阿是进针。

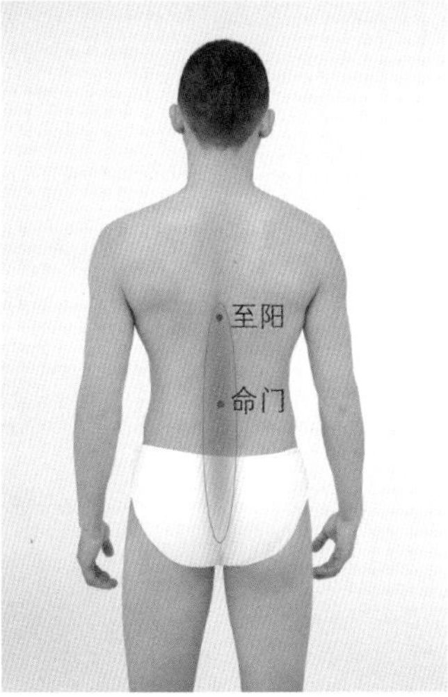

图 5-7-5　督脉

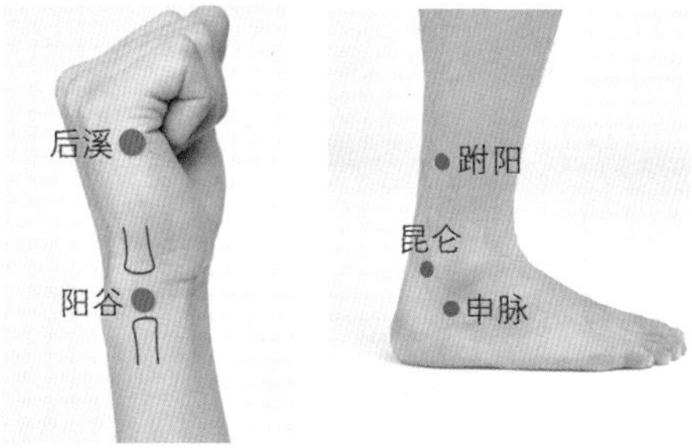

图 5-7-6　后溪（左）、申脉（右）

案例一

【症状表现】阮某，男，58 岁，腰部中间痛连及两侧，左肩及肩胛区亦疼痛，静止时尤甚，且无固定部位，多汗，纳寐可，大小便调。

【六经辨证】腰部中间痛首选督脉，腰两侧疼痛选太阳经，左肩外侧及肩胛区疼痛选太阳经、少阳经。

【三焦定位】腰部属中焦，肩部、肩胛属于上焦。

【上下左右】因患者左肩及肩胛区疼痛，故在患者右上肢取穴。

【阿是取穴】后溪、腕骨、中渚、合谷（**据阴阳倒换原则**）、小海、腕背侧阿是穴。

【疗　　效】针后腰、肩及肩胛疼痛消失。

案例二

【症状表现】刘某，男，28 岁，数日前无明显诱因出现腰痛，弯腰转侧受限，无法下蹲。

【六经辨证】腰痛部位在后正中线波及旁边夹脊，辨证在督脉及太阳经、带脉。

【三焦定位】中焦。

【上下左右】按男左女右原则，取左上肢。

【阿是取穴】小海、后溪，天井、外关（足临泣为足少阳经穴，通带脉，手足少阳同气，因此可选手少阳经穴外关、天井以通带脉），曲池（根据阴阳倒换求，腰为阳，腹为阴，阳病治阴，腰痛亦可治腹，可选择循行腹部的阳明经作为对治）。

【疗　　效】针后疼痛减轻 80% 以上，弯腰转侧较前灵活，已可下蹲。两日后随访，患者腰痛已完全消失。

8. 小腹疼痛

小腹是指腹部肚脐以下的部分，如图 5-8-1 所示，属于下焦，这一区域的不适首先考虑少阴。

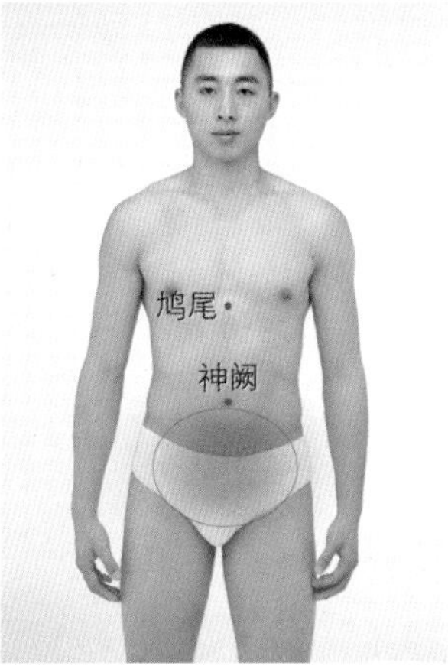

图 5-8-1　小腹疼痛部位示意图

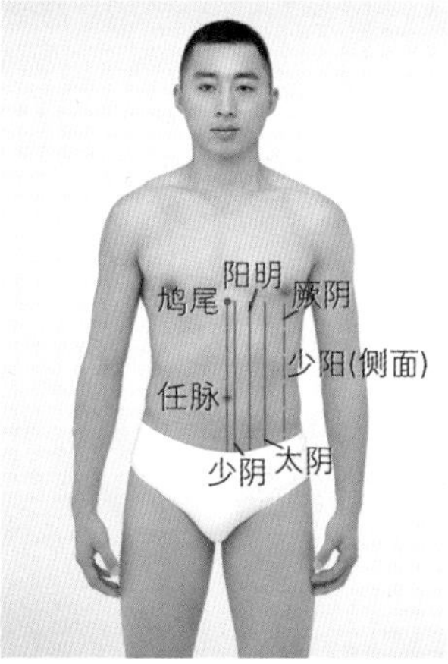

图 5-8-2　小腹经络循行简明示意图

下焦对应到四肢是肩与胯，由于黄帝内针的原则是只在肘膝以下进针，所以下焦的问题就需要倒换到上焦腕踝处求同气，可在图 5-8-3 所示的通里穴或太溪穴附近寻阿是进针，左取右，右取左。取少阴后若仍有不适再细辨所在经络。

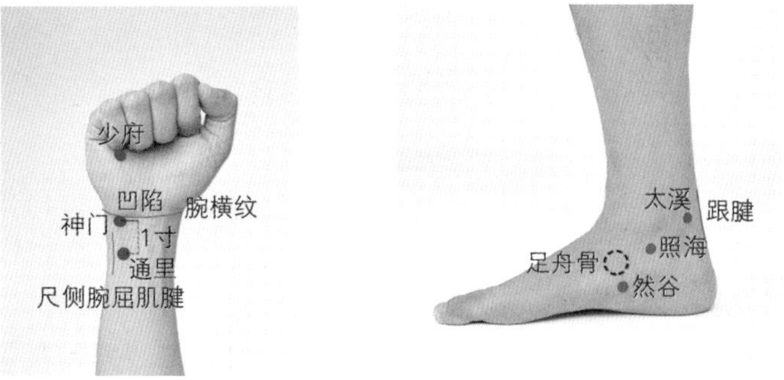

图 5-8-3　通里（左）、太溪（右）

如图 5-8-2 所示，若疼痛部位在小腹的前正中线，属于任脉，可在图 5-8-4 列缺穴或照海穴附近寻阿是进针，按男左女右原则取穴。

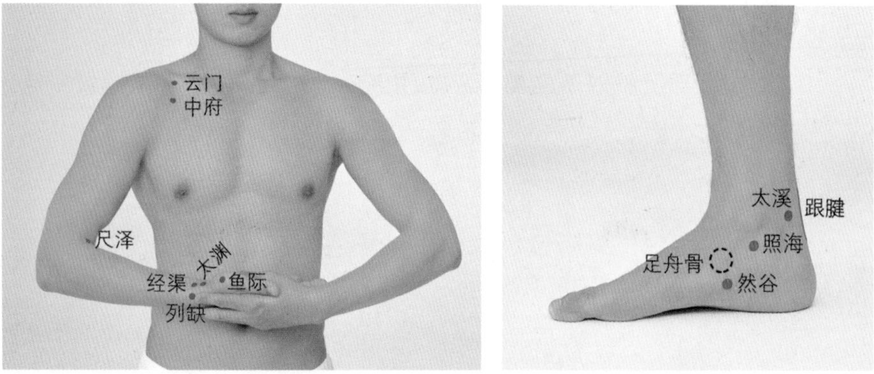

图 5-8-4 列缺（左）、照海（右）

如图 5-8-2 所示，若疼痛部位属于阳明经循行，可在图 5-8-5 阳溪穴或解溪穴附近寻阿是进针，左取右，右取左。

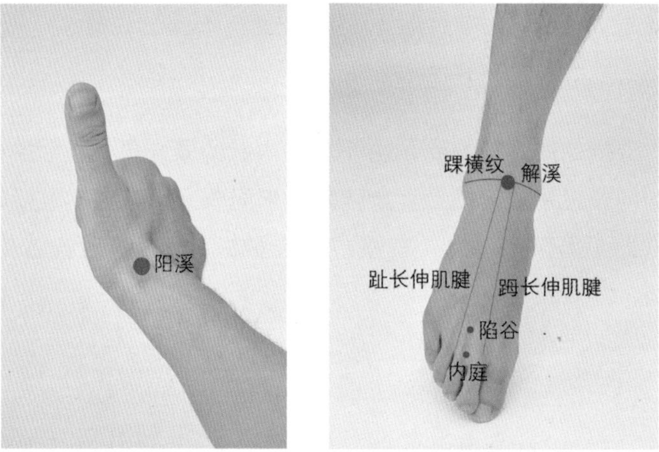

图 5-8-5 阳溪（左）、解溪（右）

如图 5-8-2 所示，若疼痛部位属于太阴经，可在图 5-8-6 太渊穴或商丘穴附近寻阿是进针，左取右，右取左。

如图 5-8-2 所示，若疼痛部位属于厥阴经，可在图 5-8-7 大陵穴或中封穴附近寻阿是进针，左取右，右取左。

如图 5-8-2 所示，若疼痛部位属于少阳经，可在图 5-8-8 阳池穴或丘墟穴附近寻阿是进针，左取右，右取左。

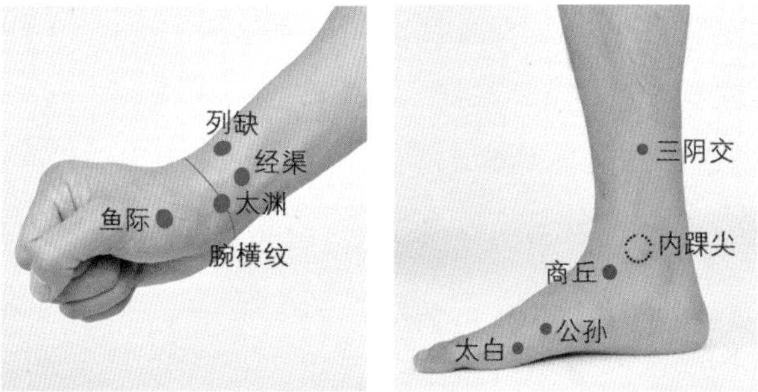

图 5-8-6　太渊（左）、商丘（右）

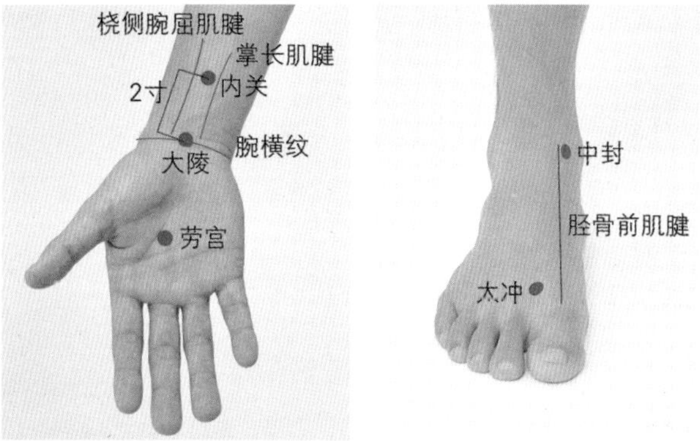

图 5-8-7　大陵（左）、中封（右）

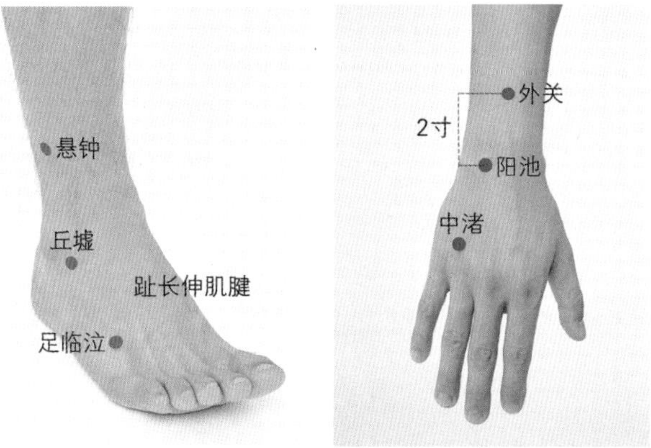

图 5-8-8　阳池（左）、丘墟（右）

案例

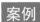

【症状表现】周某，女，46岁，小腹隐痛，近3个月来月经紊乱，月经来潮历十余天方止，经量少，颜色深；白带偏多，色透明，无异味；小便频数；右侧头胀痛，右耳朵堵塞感；寐欠佳，难入睡。

【六经辨证】下焦的问题首选少阴，因厥阴经绕二阴故亦可选厥阴，隐痛的位置偏阳明经、太阴经，偏头痛为少阳经，耳朵的问题可选少阳经和太阳经。

【三焦定位】上焦、下焦。

【上下左右】因患者右侧头胀痛、右耳朵堵，故选患者左上肢。

【阿是取穴】外关、中渚、后溪、腕骨、合谷、少府、劳宫、大陵、曲池、尺泽（**隐痛的位置偏阳明经、太阴经，所以按照阴阳倒换求可选择曲池、尺泽**）。

【疗　　效】针入小腹疼痛消失，头胀、耳朵堵减轻，当晚睡眠好转。连续针灸1周后，月经正常来潮，小腹隐痛消失，白带减少，小便频数减轻，晚上睡眠好转。

9. 膝关节疼痛

如图 5-9-1 所示，膝关节疼痛部位属于阳明经，可在图 5-9-2 曲池穴或足三里穴附近寻阿是进针，左取右，右取左。

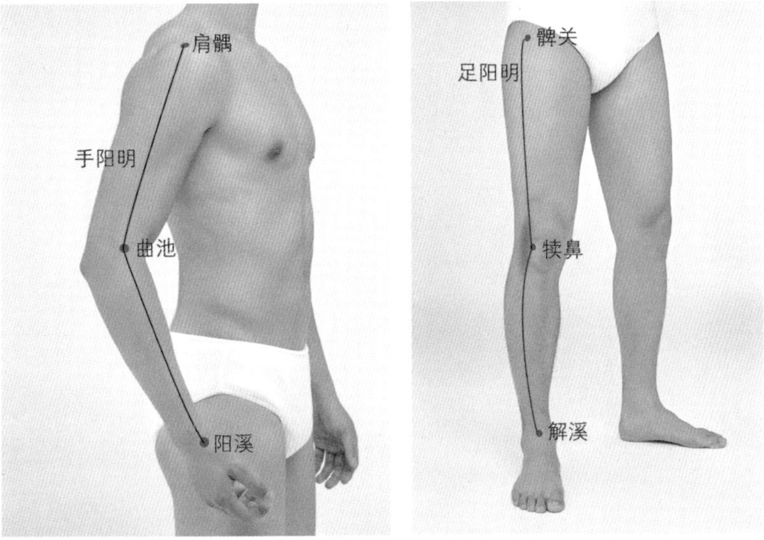

图 5-9-1　属阳明经

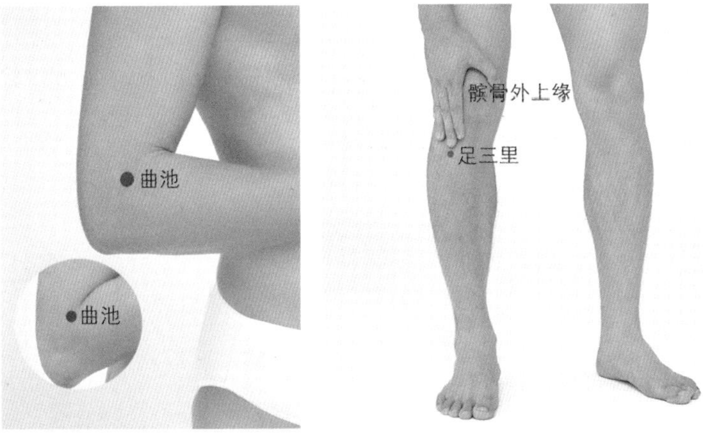

图 5-9-2　曲池（左）、足三里（右）

如图 5-9-3 所示，膝关节疼痛部位属于太阴经，可在图 5-9-4 尺泽穴或阴陵泉穴附近寻阿是进针，左取右，右取左。

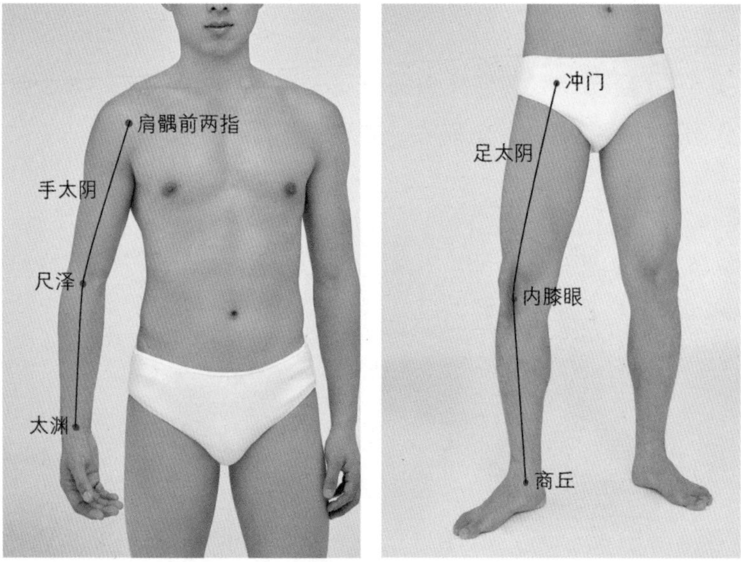

图 5-9-3　属太阴经

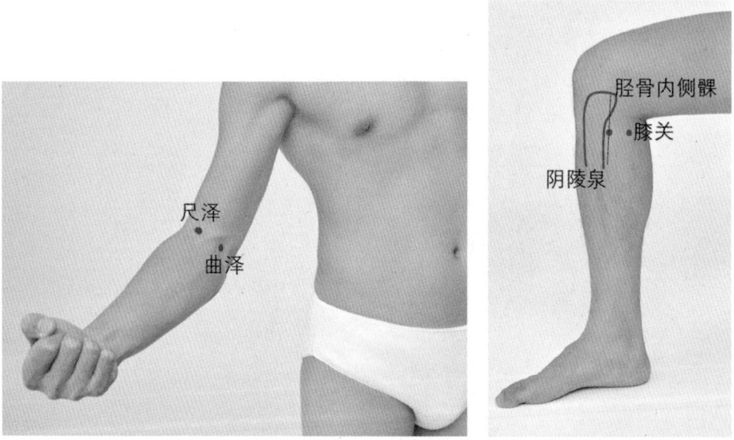

图 5-9-4　尺泽（左）、阴陵泉（右）

如图 5-9-5 所示，膝关节疼痛部位属于少阳经，可在图 5-9-6 天井穴或阳陵泉穴附近寻阿是进针，左取右，右取左。

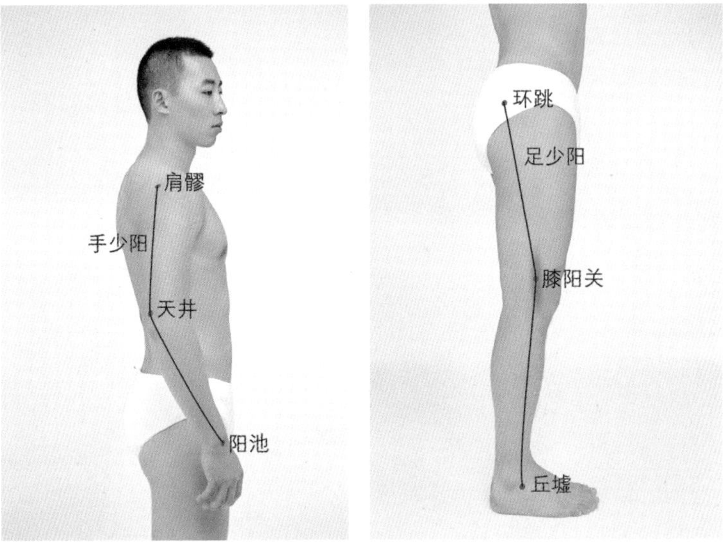

图 5-9-5　属少阳经

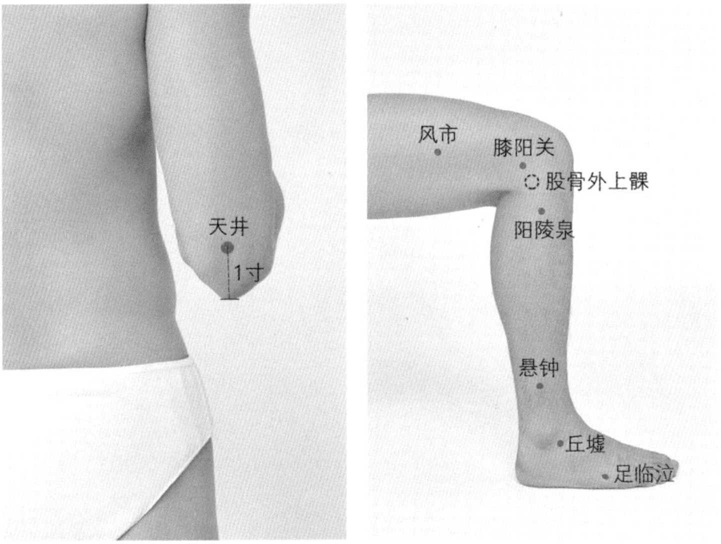

图 5-9-6　天井（左）、阳陵泉（右）

如图 5-9-7 所示，膝关节疼痛部位属于太阳经，可在图 5-9-8 小海穴或委中穴附近寻阿是进针，左取右，右取左。

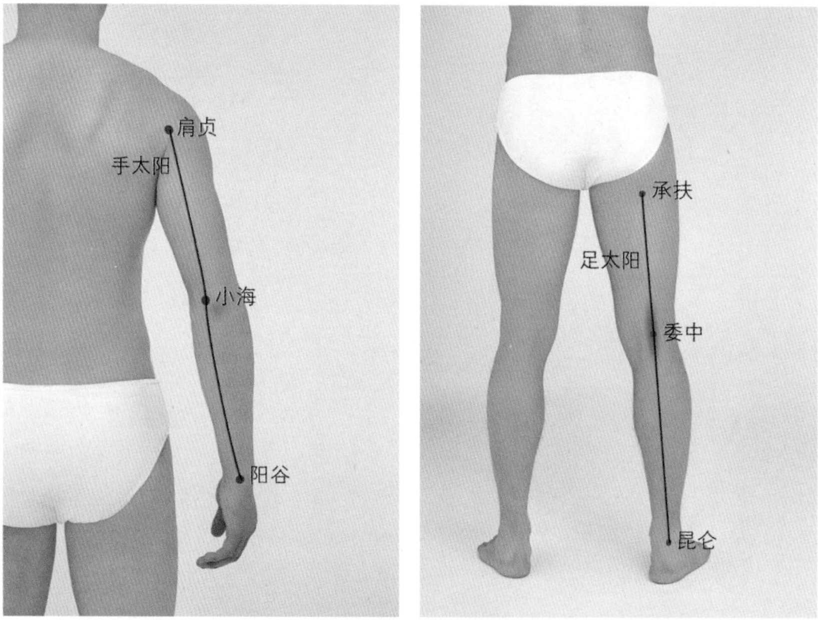

图 5-9-7　属太阳经

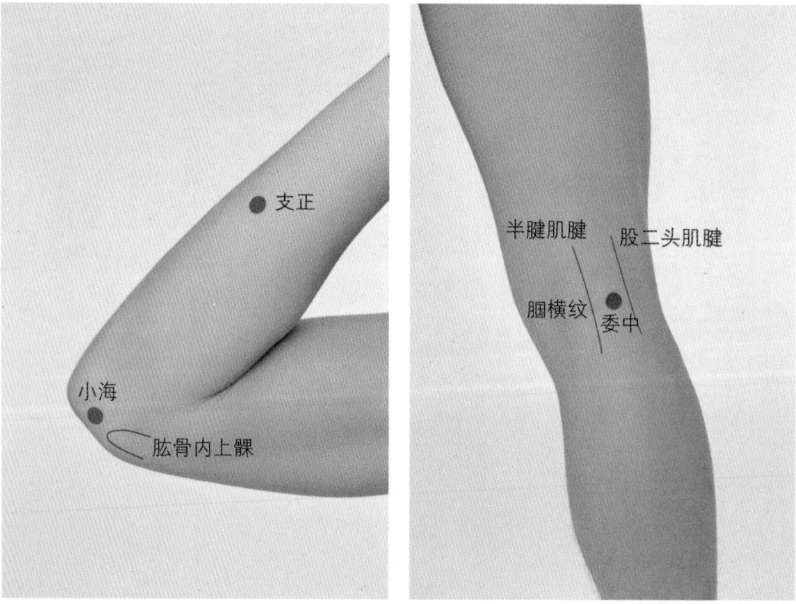

图 5-9-8　小海（左）、委中（右）

如图 5-9-9 所示，膝关节疼痛部位属于少阴经，可在图 5-9-10 少海穴或阴谷穴附近寻阿是进针，左取右，右取左。

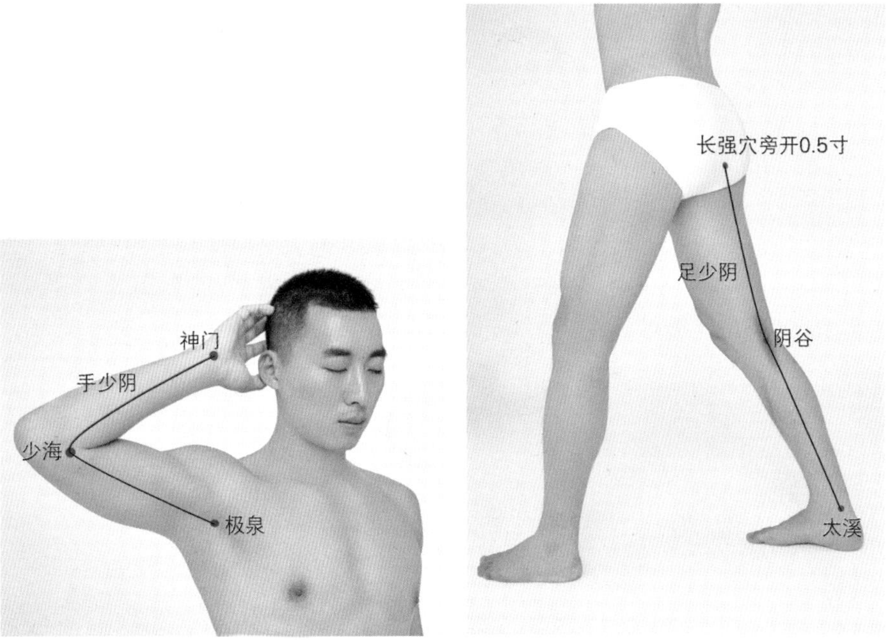

图 5-9-9　属少阴经

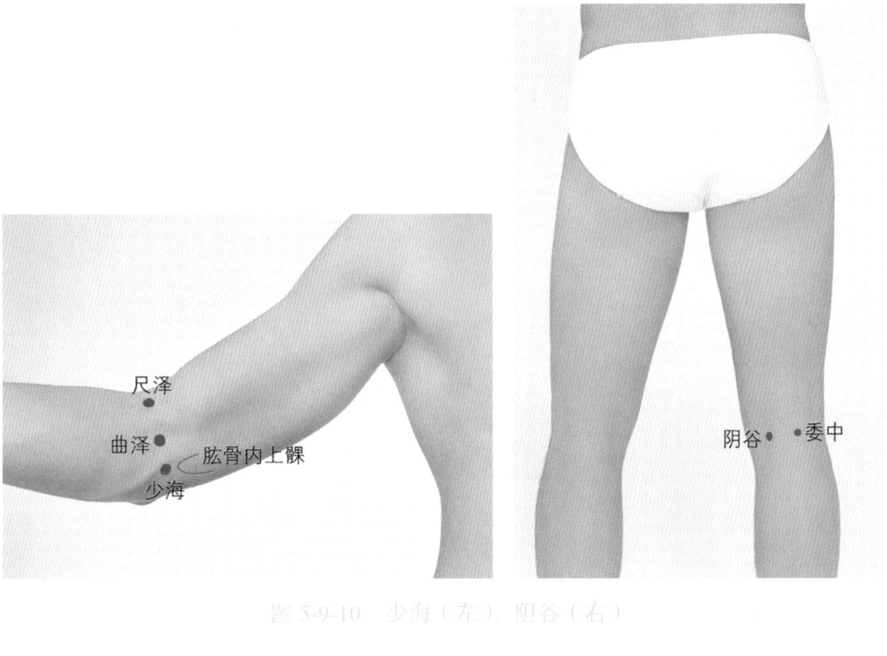

图 5-9-10　少海（左）、阴谷（右）

如图 5-9-11 所示，膝关节疼痛部位属于厥阴经，可在图 5-9-12 曲泽穴或曲泉穴附近寻阿是进针，左取右，右取左。

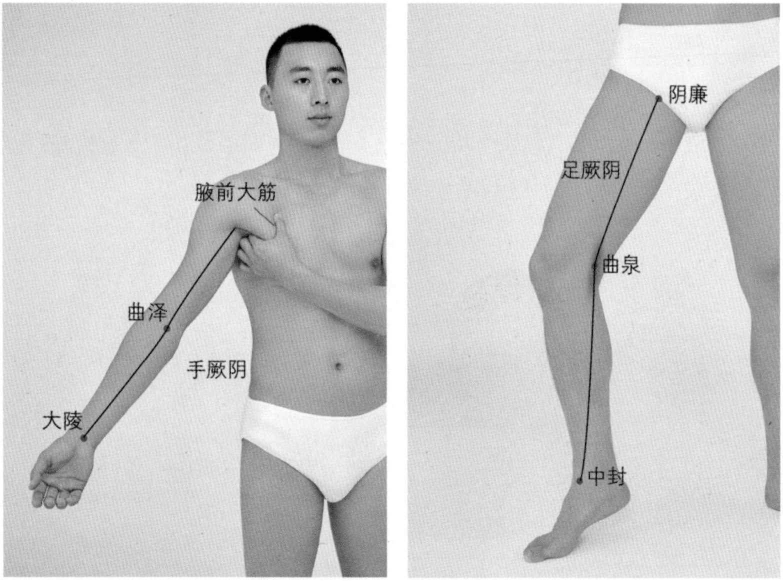

图 5-9-11　属厥阴经

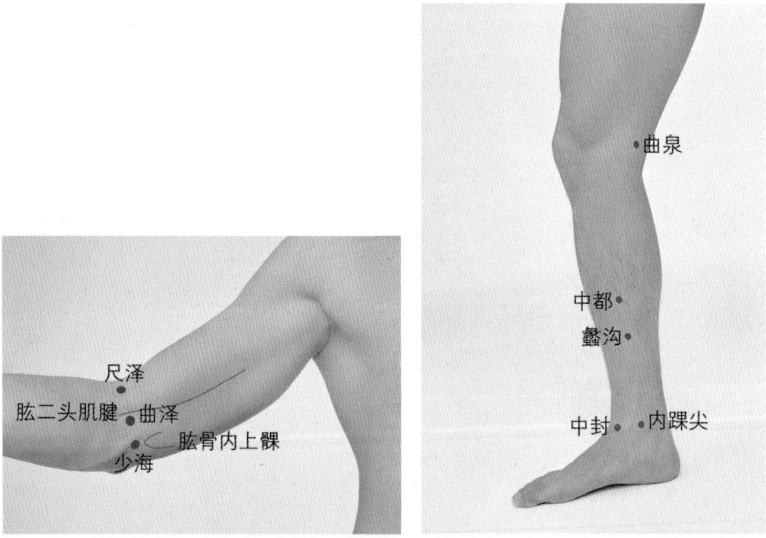

图 5-9-12　曲泽（左）、曲泉（右）

案例一

【症状表现】玉某，女，49岁，左膝盖阳明及少阳区域疼痛，双手腕关节背面酸痛，左手腕关节更著；晚上洗澡后觉喉咙干，时觉有痰；大便溏，1～3日一行；腹部易胀，常打嗝。

【六经辨证】膝盖涉及阳明经和少阳经；手腕关节背面以少阳经为主，旁涉阳明及太阳的络脉；喉咙以任脉、阳明经为主；大便溏可考虑少阴及厥阴经；腹胀及打嗝考虑阳明与太阴经。

【三焦定位】腕关节及喉咙属于上焦，膝盖及腹部属于中焦。

【上下左右】取患者右下肢进针。

【阿是取穴】丘墟、悬钟、照海、三阴交、足三里、阳陵泉、阴陵泉。

【疗　　效】针入膝盖疼痛基本消失，腕关节疼痛大大减轻，腹胀除，未见打嗝；守上穴针灸两周后上述症状基本消失。

案例二

【症状表现】何某，男，46岁，右膝盖内侧疼痛；纳可，有胃胀，矢气多，大便不规律；寐欠佳，熬夜多。

【六经辨证】膝盖内侧以厥阴、少阴经为主，胃胀属于阳明及太阴经。

【三焦定位】膝盖及胃均属中焦。

【上下左右】因右侧膝盖痛，故取患者左上肢。

【阿是取穴】曲泽、少海、曲池、尺泽、大陵（**大陵属于厥阴经，此处用了阴阳倒换求的方法**）。

【疗　　效】针入后膝盖疼痛基本消失，胃胀减轻；针灸3次后膝盖疼痛不再发作，胃胀基本消失，睡眠好转。

10. 踝关节疼痛

如图 5-10-1 所示，踝关节疼痛部位属于阳明经，可在图 5-10-2 阳溪穴或解溪穴附近寻阿是进针，左取右，右取左。

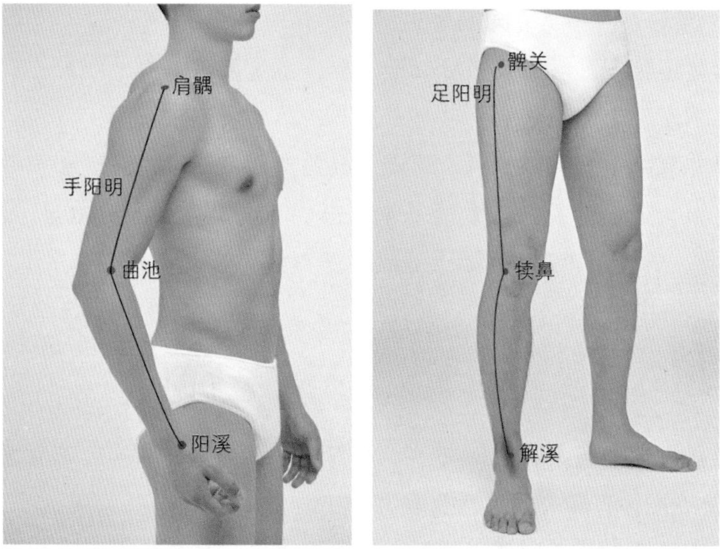

图 5-10-1　属阳明经

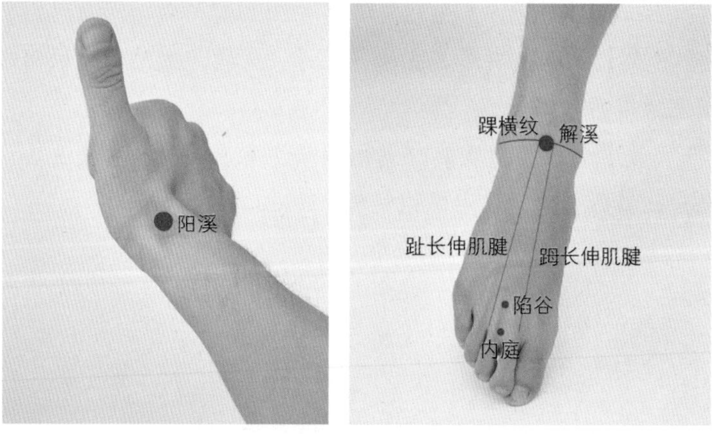

图 5-10-2　阳溪（左）、解溪（右）

如图 5-10-3 所示，踝关节疼痛部位属于太阴经，可在图 5-10-4 太渊穴或商丘穴附近寻阿是进针，左取右，右取左。

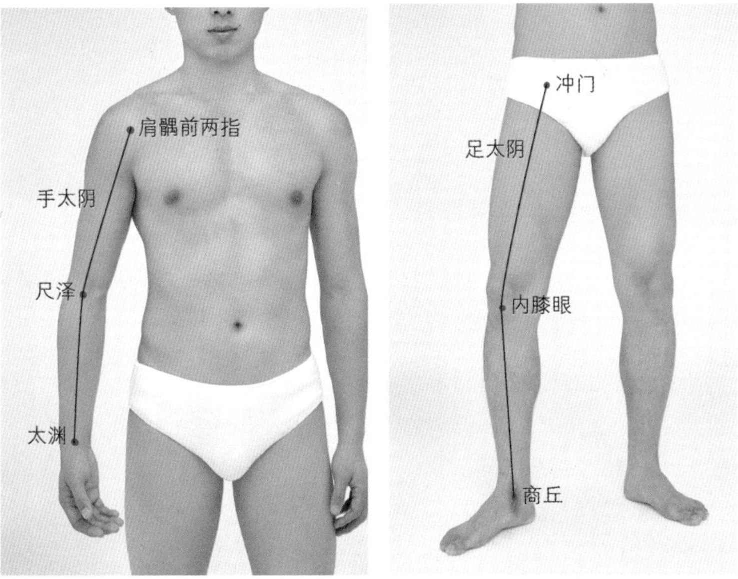

图 5-10-3　属太阴经

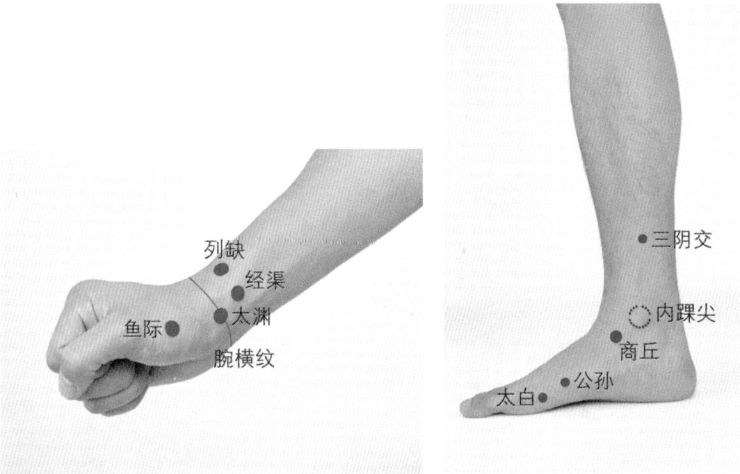

图 5-10-4　太渊（左）、商丘（右）

如图 5-10-5 所示，踝关节疼痛部位属于少阳经，可在图 5-10-6 阳池穴或丘墟穴附近寻阿是进针，左取右，右取左。

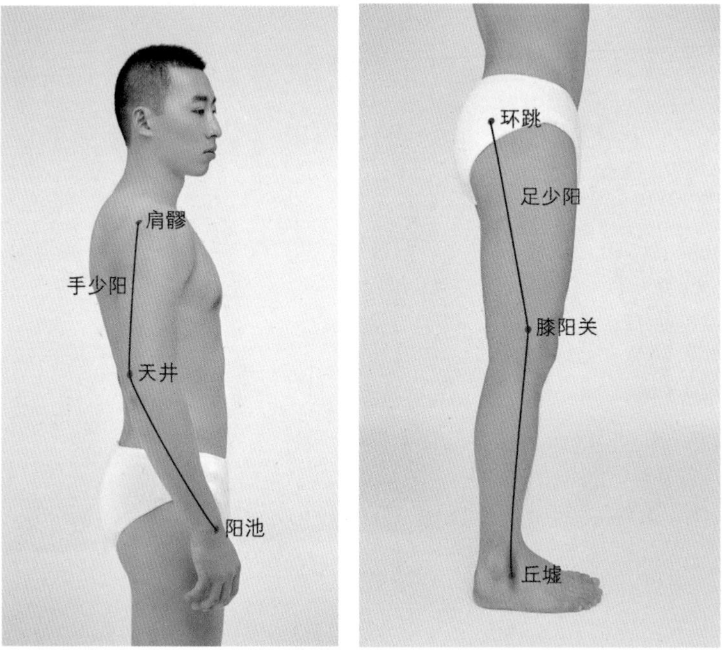

图 5-10-5　属少阳经

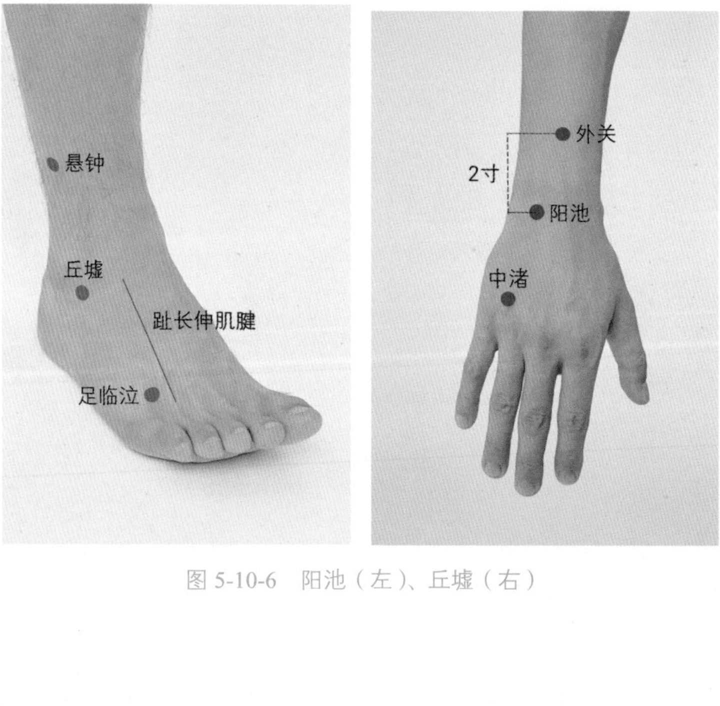

图 5-10-6　阳池（左）、丘墟（右）

如图 5-10-7 所示，踝关节疼痛部位属于太阳经，可在图 5-10-8 阳谷穴或昆仑穴附近寻阿是进针，左取右，右取左。

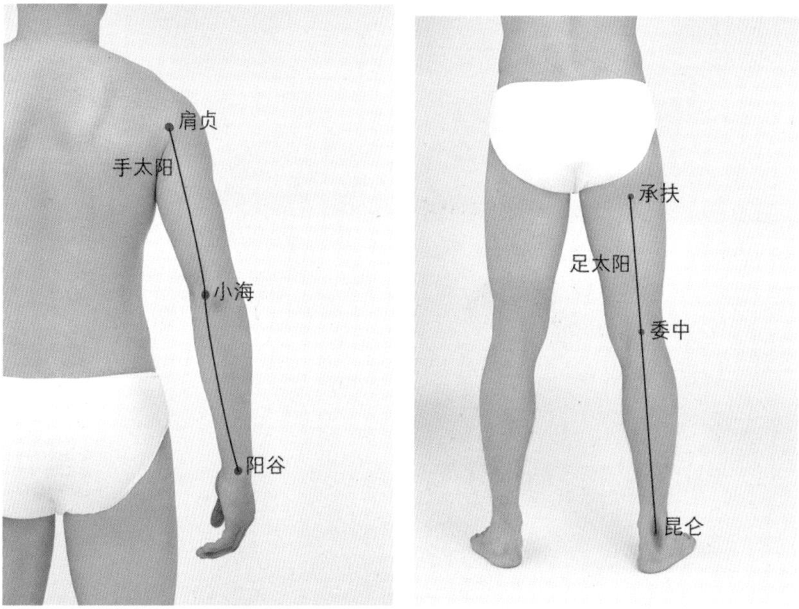

图 5-10-7　属太阳经

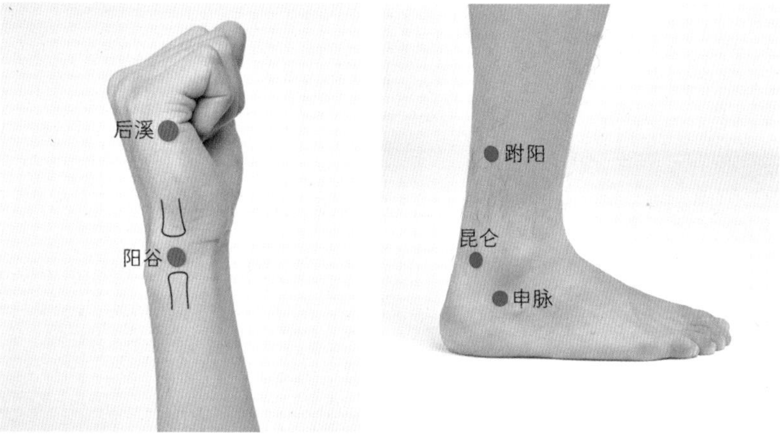

图 5-10-8　阳谷（左）、昆仑（右）

如图 5-10-9 所示，踝关节疼痛部位属于少阴经，可在图 5-10-10 神门穴或太溪穴附近寻阿是进针，左取右，右取左。

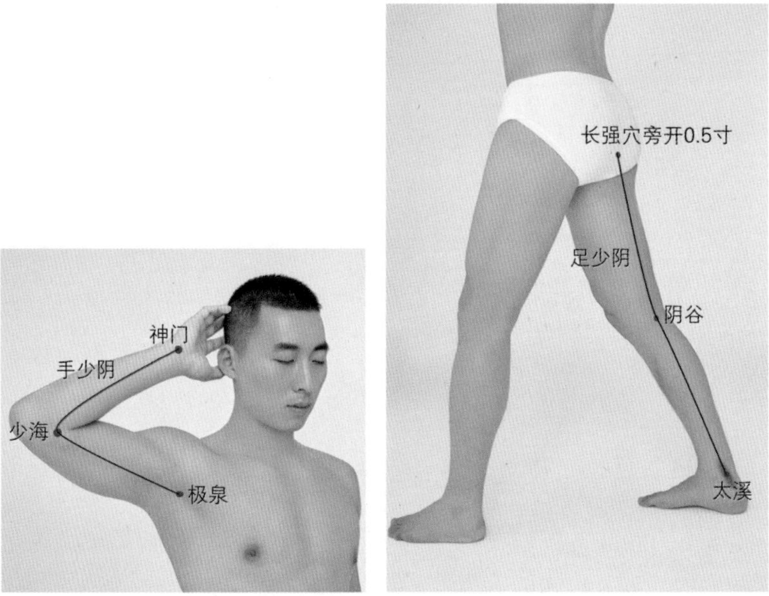

图 5-10-9　属少阴经

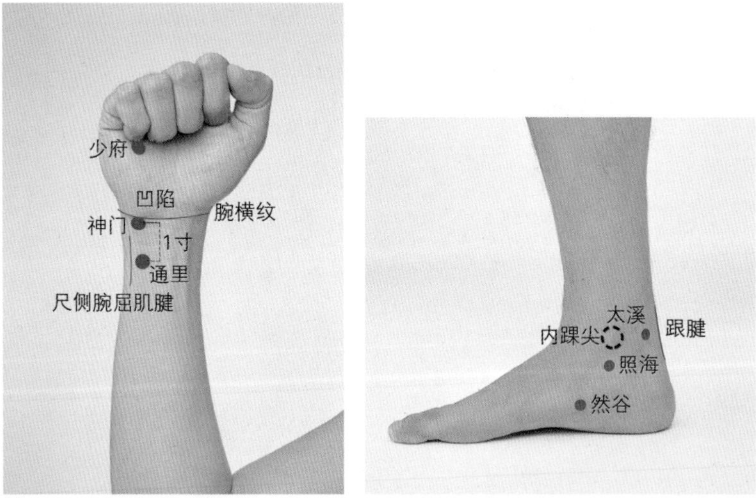

图 5-10-10　神门（左）、太溪（右）

如图 5-10-11 所示，踝关节疼痛部位属于厥阴经，可在图 5-10-12 大陵穴或中封穴附近寻阿是进针，左取右，右取左。

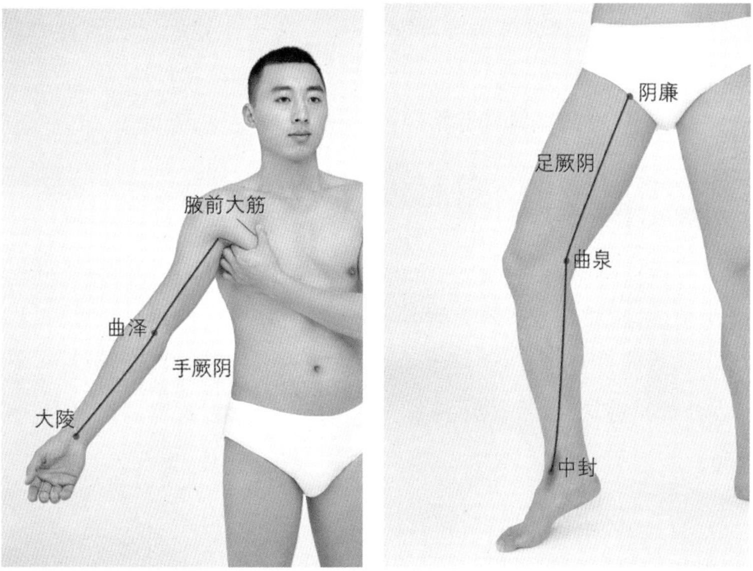

图 5-10-11　属厥阴经

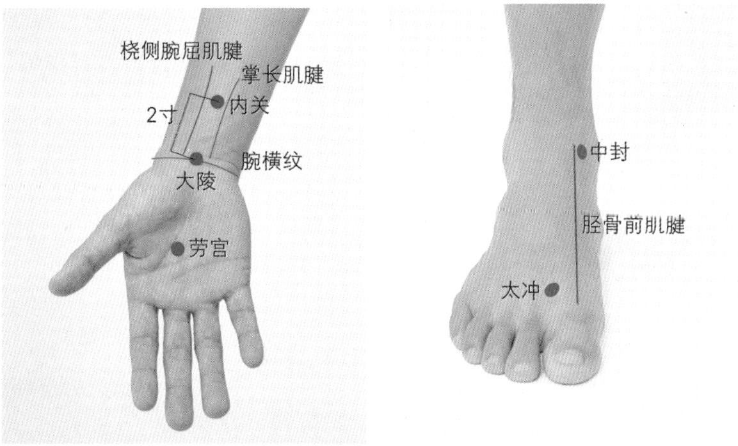

图 5-10-12　大陵（左）、中封（右）

案例

【症状表现】邹某，男，28岁，打篮球时扭伤右脚踝，当时即出现红肿疼痛，无法行走，遂立即冰敷消肿止痛。前来求诊，仍见脚踝红肿疼痛，不能触地。

【六经辨证】脚踝红肿的部位以阳明、少阳经为主，涉及太阴与太阳经。

【三焦定位】脚踝属于上焦。

【上下左右】取患者左手。

【阿是取穴】阳池、阳溪、太渊、阳谷。

【疗　　效】针后疼痛缓解大半，已能下地走路；次日脚踝疼痛仅余少许，行动自如。患者自诉以前扭伤，大半个月仍有疼痛，仅仅针灸一次就有如此效果，大赞神奇。

11. 肘关节疼痛

如图 5-11-1 所示，肘关节疼痛部位属于阳明经，可在图 5-11-2 曲池穴或足三里穴附近寻阿是进针，左取右，右取左。

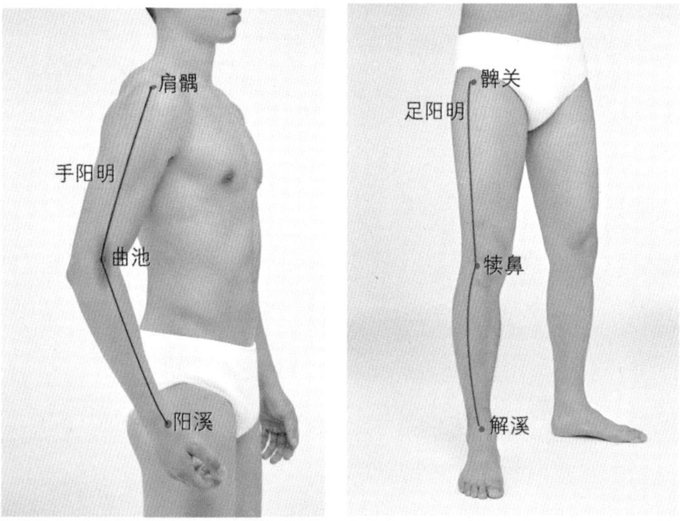

图 5-11-1　属阳明经

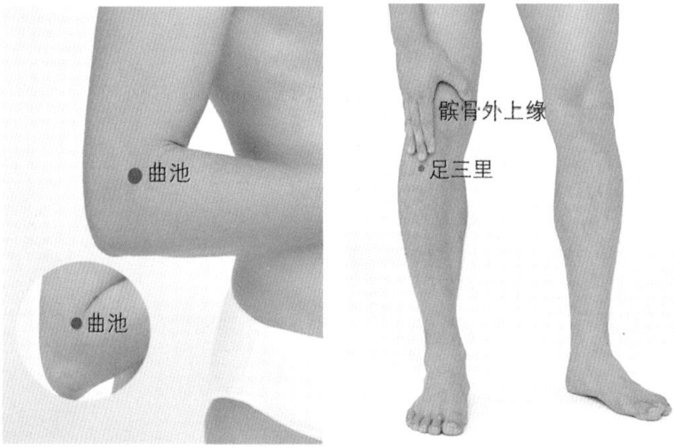

图 5-11-2　曲池（左）、足三里（右）

如图 5-11-3 所示，肘关节疼痛部位属于太阴经，可在图 5-11-4 尺泽穴或阴陵泉穴附近寻阿是进针，左取右，右取左。

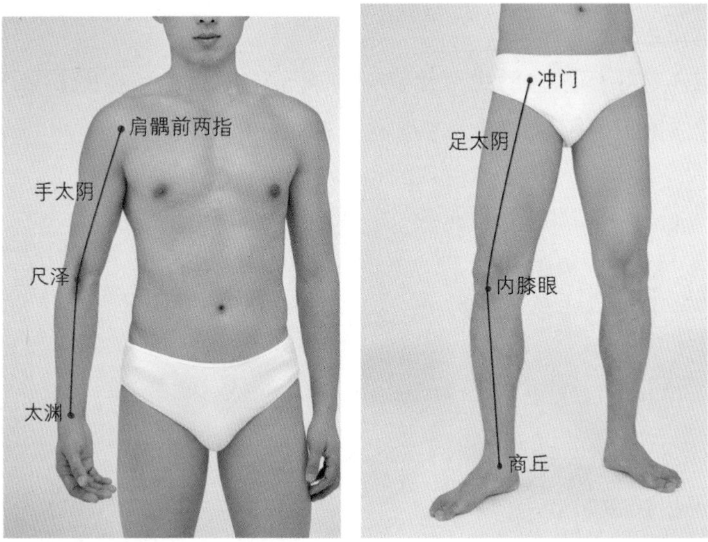

图 5-11-3　属太阴经

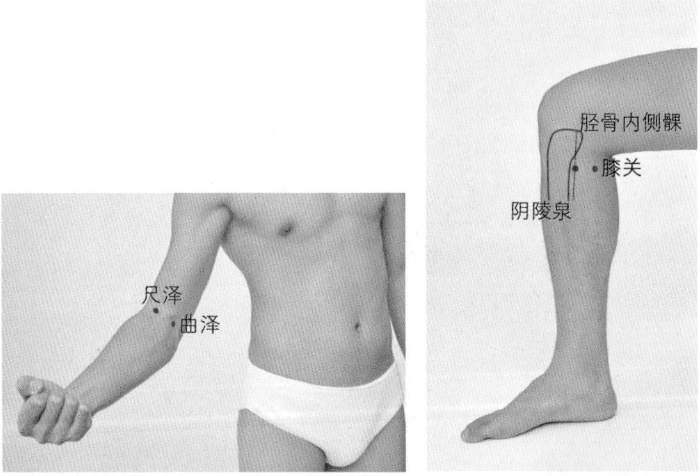

图 5-11-4　尺泽（左）、阴陵泉（右）

如图 5-11-5 所示，肘关节疼痛部位属于少阳经，可在图 5-11-6 天井穴或阳陵泉穴附近寻阿是进针，左取右，右取左。

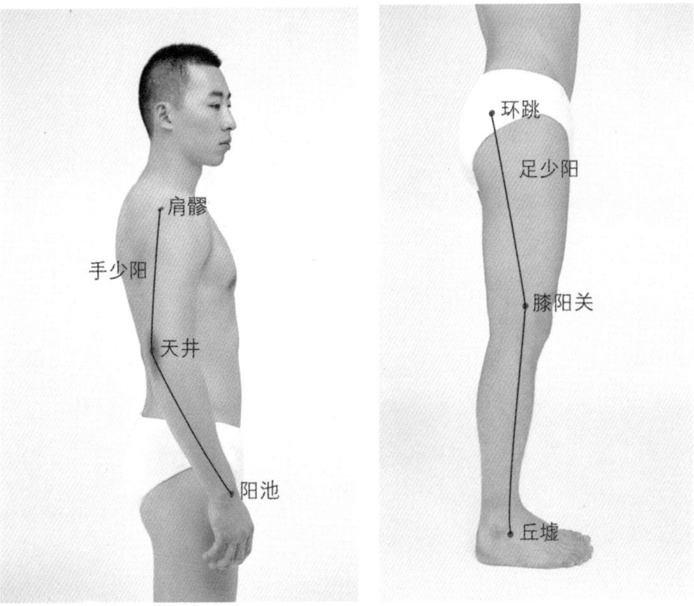

图 5-11-5 属少阳经

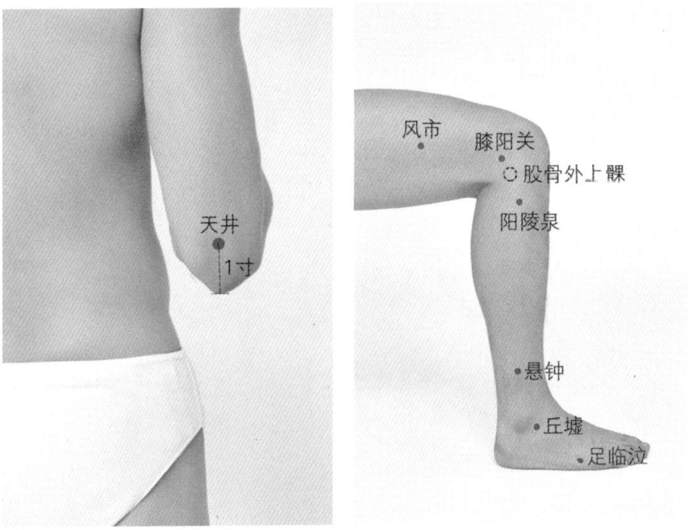

图 5-11-6 天井穴或阳陵泉

如图 5-11-7 所示，肘关节疼痛部位属于太阳经，可在图 5-11-8 小海穴或委中穴附近寻阿是进针，左取右，右取左。

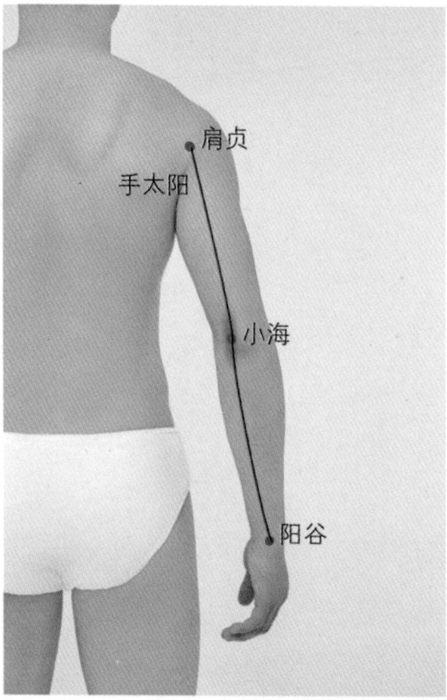

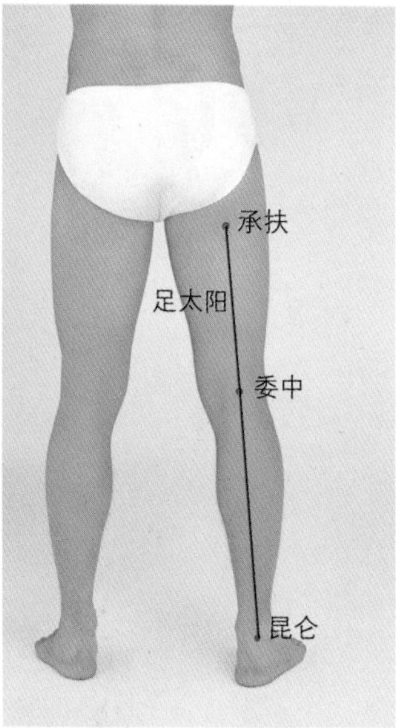

图 5-11-7　属太阳经

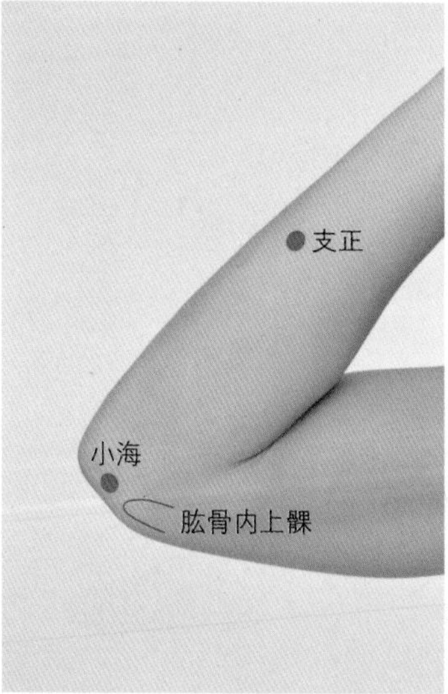

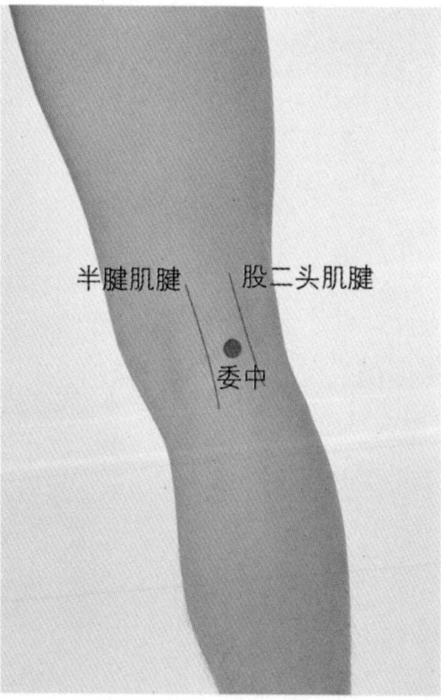

图 5-11-8　小海（左）、委中（右）

如图 5-11-9 所示，肘关节疼痛部位属于少阴经，可在图 5-11-10 少海穴或阴谷穴附近寻阿是进针，左取右，右取左。

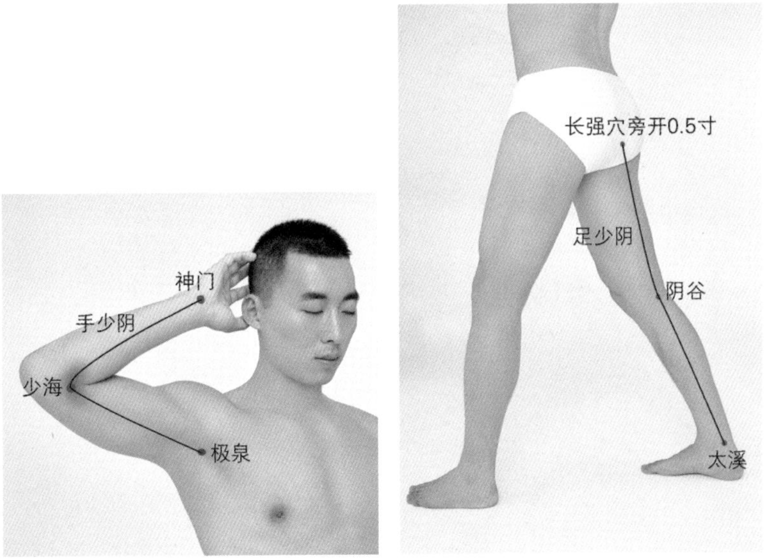

图 5-11-9　属少阴经

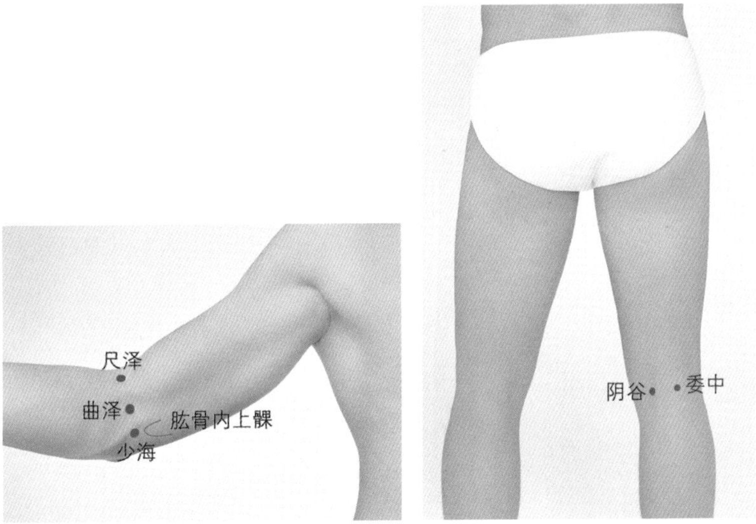

图 5-11-10　少海（左）、阴谷（右）

如图 5-11-11 所示，肘关节疼痛部位属于厥阴经，可在图 5-11-12 曲泽穴或曲泉穴附近寻阿是进针，左取右，右取左。

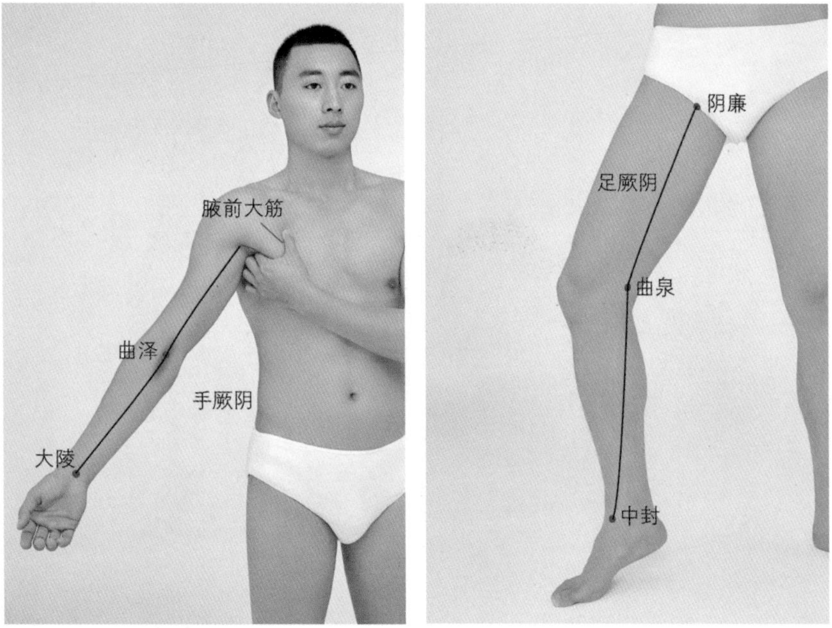

图 5-11-11　属厥阴经

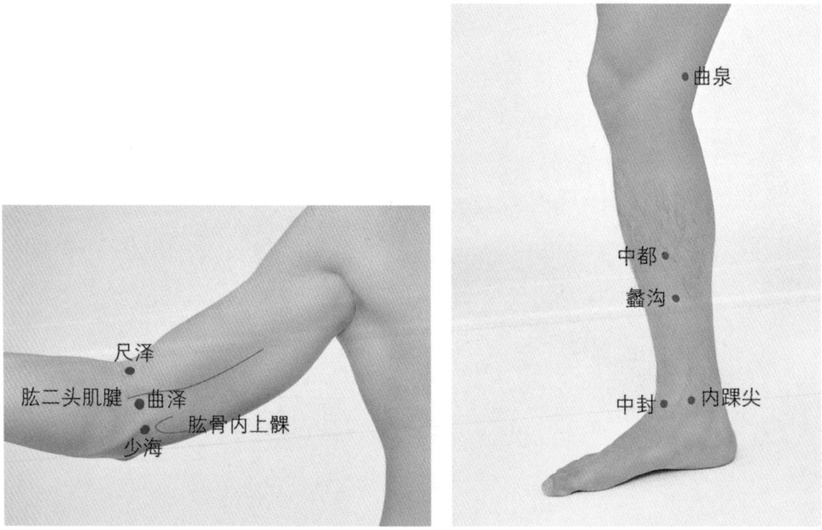

图 5-11-12　曲泽（左）、曲泉（右）

案例

【症状表现】甘某，女，47 岁，右肘部肱骨外上髁疼痛数日，颈项太阳、少阳经一线不适，转动不灵活，背部易汗。

【六经辨证】肘部肱骨外上髁在少阳与阳明络脉上，颈项在太阳与少阳经上，背部亦属于太阳经。

【三焦定位】颈项属于上焦，肘部及背部属于中焦。

【上下左右】因患者右肘疼痛，故取左上肢对治。

【阿是取穴】左肘部肱骨外上髁附近压痛点、天井、曲池、阳谷、阳池、后溪、小海。

【疗　　效】针入肘部疼痛消失，颈项不适减轻，转动较前灵活，针灸 10 次后肘部疼痛不再发作，颈项不适消失，汗较前减少。

12. 腕关节疼痛

如图 5-12-1 所示，腕关节疼痛部位属于阳明经，可在图 5-12-2 阳溪穴或解溪穴附近寻阿是进针，左取右，右取左。

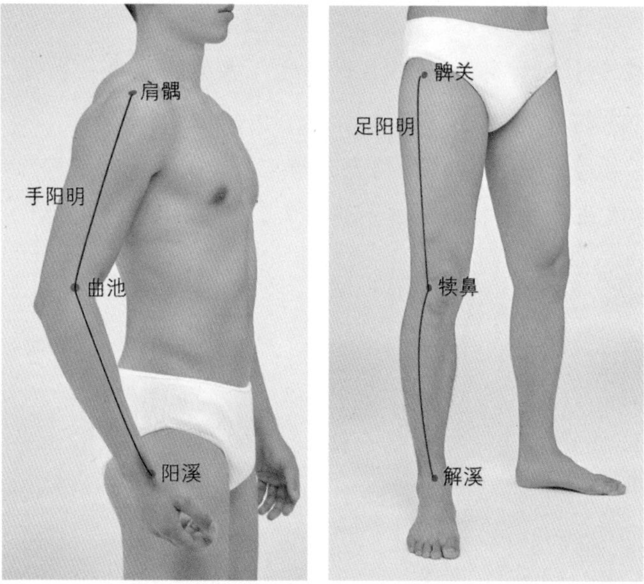

图 5-12-1　属阳明经

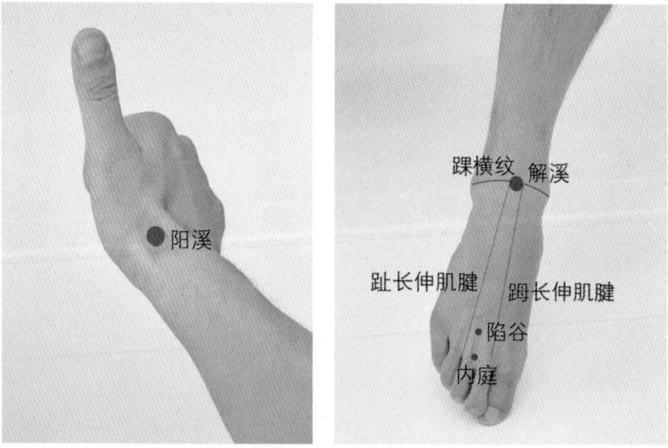

图 5-12-2　阳溪（左）、解溪（右）

如图 5-12-3 所示，腕关节疼痛部位属于太阴经，可在图 5-12-4 太渊穴或商丘穴附近寻阿是进针，左取右，右取左。

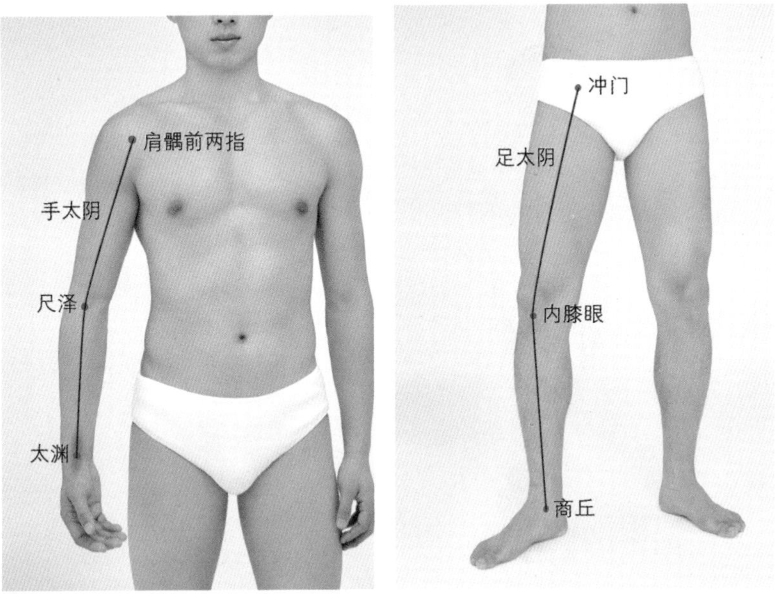

图 5-12-3　属太阴经

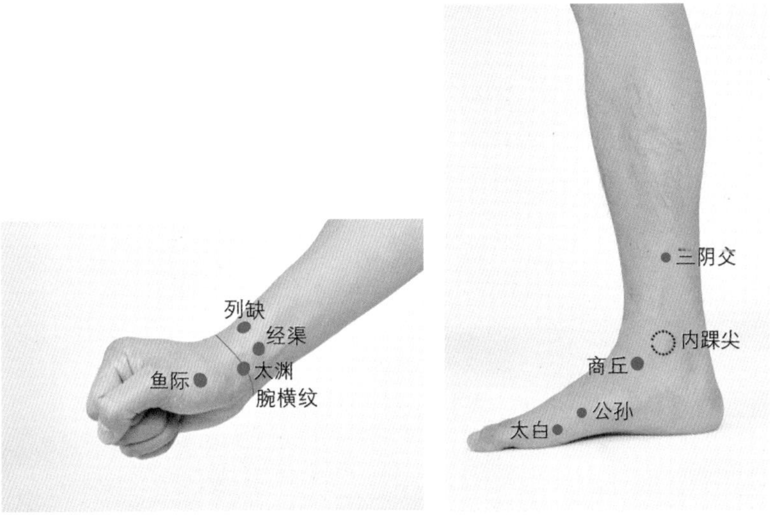

图 5-12-4　太渊（左）、商丘（右）

如图 5-12-5 所示，腕关节疼痛部位属于少阳经，可在图 5-12-6 阳池穴或丘墟穴附近寻阿是进针，左取右，右取左。

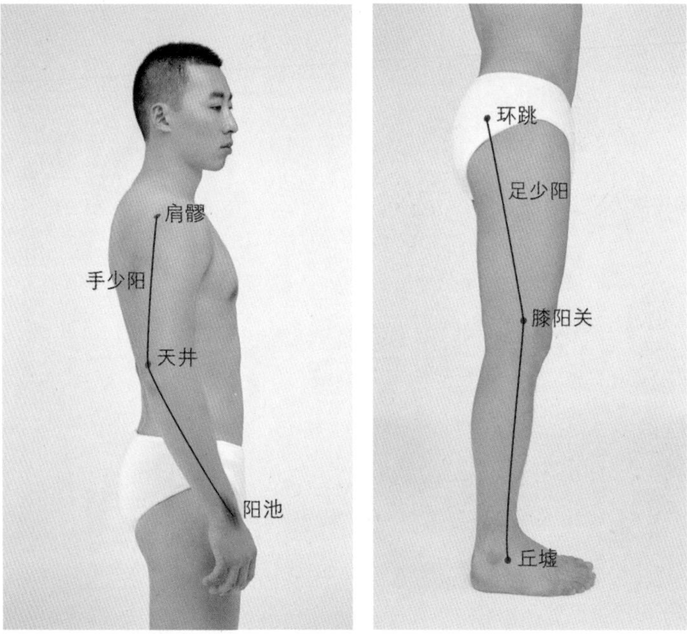

图 5-12-5　属少阳经

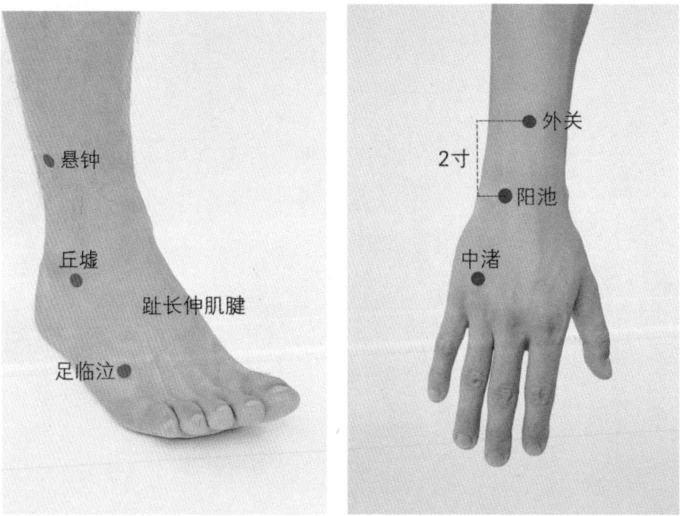

图 5-12-6　阳池（左）、丘墟（右）

如图 5-12-7 所示，腕关节疼痛部位属于太阳经，可在图 5-12-8 阳谷穴或昆仑穴附近寻阿是进针，左取右，右取左。

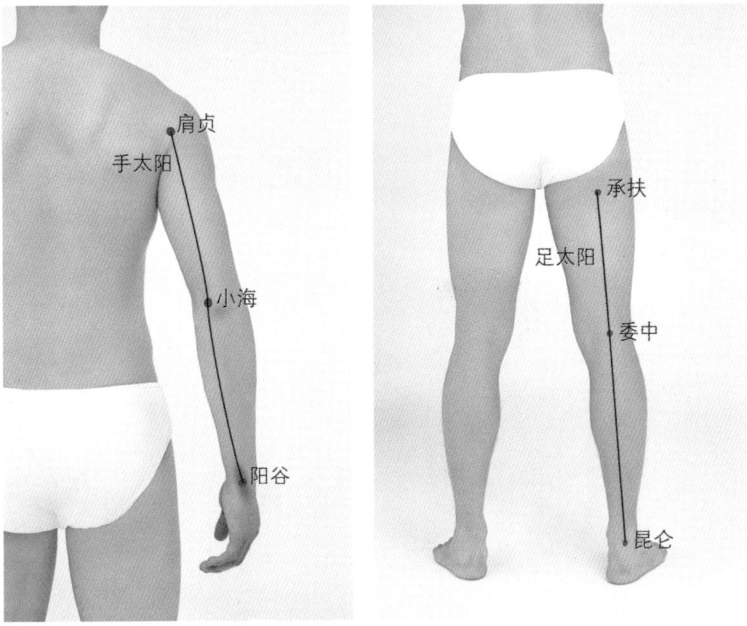

图 5-12-7　属太阳经

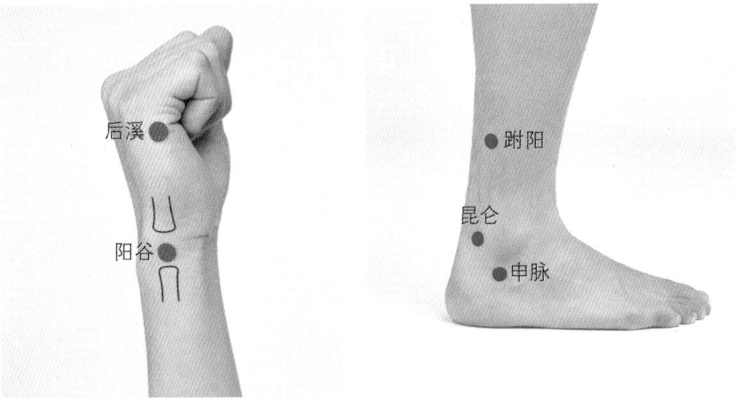

图 5-12-8　阳谷（左）、昆仑（右）

如图 5-12-9 所示，腕关节疼痛部位属于少阴经，可在图 5-12-10 神门穴或太溪穴附近寻阿是进针，左取右，右取左。

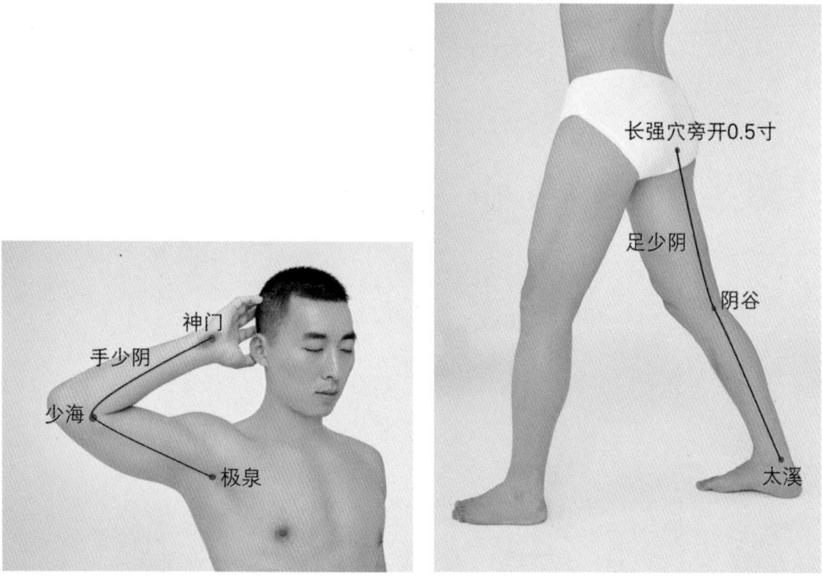

图 5-12-9　属少阴经

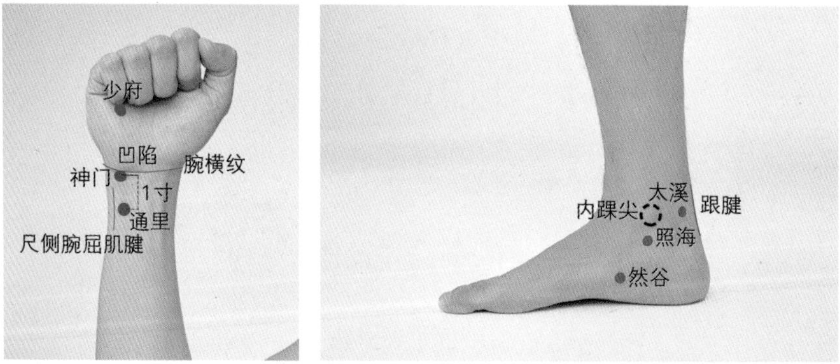

图 5-12-10　属少阴经

如图 5-12-11 所示，腕关节疼痛部位属于厥阴经，可在图 5-12-12 大陵穴或中封穴附近寻阿是进针，左取右，右取左。

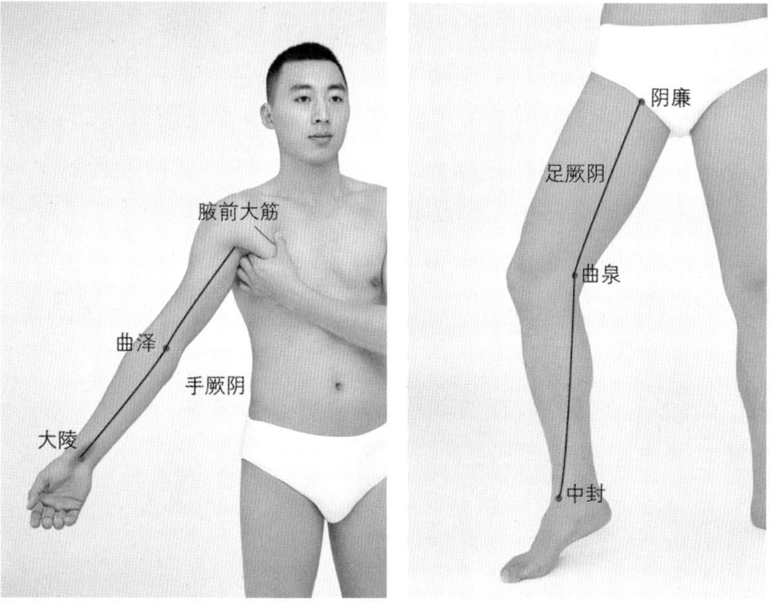

图 5-12-11　属厥阴经

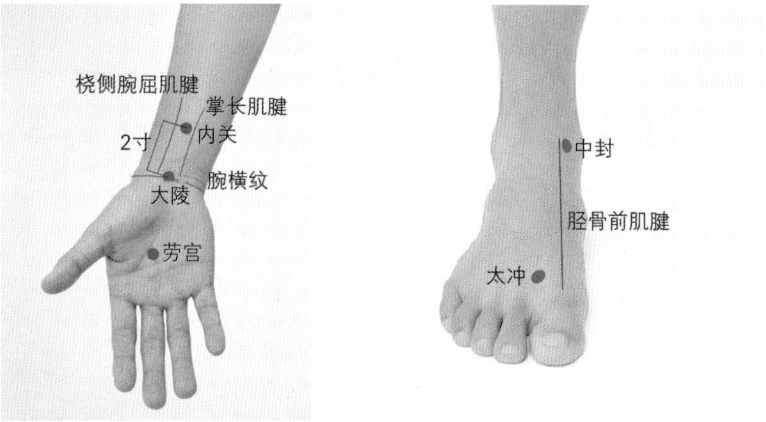

图 5-12-12　大陵（左）、中封（右）

案例

【症状表现】郑某，男，53岁，右手腕、指关节肿胀疼痛5年余。确诊为类风湿关节炎。腕关节背伸受限，阳池、养老、阳谷、太渊、列缺、中指中节附近疼痛明显；纳可；寐多梦。

【六经辨证】阳池附近属于少阳经，养老附近属于太阳经，太渊、列缺属于太阴经，中指中节属于厥阴经。

【三焦定位】腕关节及以上属于上焦。

【上下左右】患者患处在右手，故取左手对治。

【阿是取穴】阳池、外关、养老、阳谷、太渊、列缺、中指中节附近疼痛点、内关、八邪。

【疗　　效】针后疼痛即消失，关节活动较前灵活，针刺月余后腕关节的肿胀明显减轻，疼痛基本消失，仍偶见有牵扯感，活动较前轻松，手的握力增加。